Compact
コンパクト版 保育者養成シリーズ

谷田貝公昭・石橋哲成 [監修]
水上由紀・細川裕子 [編著]

新版 子どもの食と栄養

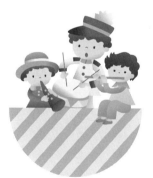

一藝社

監修のことば

　本「保育者養成シリーズ」（全21巻）は、厚生労働省から出ている「教科目の教授内容」（「指定保育士養成施設の教授担当者が教授に当たる際の参考とすること」）に準拠したものである。
　2012年から刊行を開始し、2015年に全巻の完成をみた。おかげさまで、全国の保育士養成の大学・短期大学・専門学校等でテキストとして使われ好評をいただいてきた。
　ところが、2017（平成29）年に、「幼稚園教育要領」「保育所保育指針」「幼保連携型認定こども園教育・保育要領」の改訂（改定）がそろって告示され、2018年4月より施行されることとなった。
　そこで、各巻の編者と著者に、先の3法令と不具合がないかどうか、検討作業をお願いした。不具合のあるものについては、書き改めてもらった。
　よく「教育は結局人にある」といわれる。この場合の人とは、教育を受ける人（被教育者）を指すのではなく、教育をする人（教育者）を意味している。すなわち、教育者のいかんによって、その効果が左右されるという趣旨である。そこで、教育を保育に置き換えると、「保育は結局人にある」となり、十分通用するといえる。
　保育学とか教育学とかは、ある意味において、保育者論、教師論であったといってよい。それは、保育・教育を論ずるとき、どうしても保育・教育を行う人、すなわち保育者・教師を論じないわけにはいかないからである。

今も昔も、保育の成否が保育者の良否にかかっているといってよい。昔と比べて、保育制度が充実し、施設設備が整備され、優れた教材・教具が開発された今日においても、保育者の重要性に変わりはない。なぜなら、施設等がいかに優れたものであっても、保育者の取り扱い方いかんによっては、無益どころか、誤らせることも起こり得るからである。

　保育者の仕事は、本質的な意味においては、小学校以上の学校の教師と異なるものではない。しかし、対象である被教育者の発達的特質、すなわち、未成熟であるということと、それに伴う発達の可能性が大であるということからくる点に特徴がある。すなわち、保育の方法や保育の内容などでも、小学校以上の方法や内容とはかなり異なったものがあるのである。

　したがって、保育者は、乳幼児期の発達上の諸課題とそれを実現させるための諸条件、そして、その働きかけのさまざまな方法を認識していなければならない。そうした面で、本シリーズを役立てていただければ幸いである。

2018年3月吉日

　　　　　　　　　　　　　　　　　監修者　谷田貝公昭
　　　　　　　　　　　　　　　　　　　　　石橋　哲成

まえがき

　文部科学省が毎年実施している「学校保健統計調査」によると、10歳の子どもの平均身長は、高度成長期の1955（昭和30）年から1975（昭和50）年の間に、男女とも約10cm高くなっており、体格の向上はめざましいものがある。また、出生1000に対する乳児死亡率は1955（昭和30）年の39.8から2016（平成28）年には2.0に激減している。様々な要因があるなかで、とりわけ栄養状態の改善が果たす役割が大きいことは、発展途上国の子どもの飢餓の問題からみても明らかである。

　現在の日本では、食料不足による栄養素欠乏症はほとんどみられなくなった。しかし、好きなときに好きなものを好きなだけ食べることができる反面、過栄養による慢性疾患が深刻となっている。栄養バランスの偏り、欠食、孤食や個食、やせや肥満、生活習慣病の増加など、多くの問題を抱えている。さらに近年は、子どもの貧困、食の格差が指摘されている。子どもの心身の健やかな成長のためには、健全な食生活が前提であることは言うまでもない。

　誕生から学童期までの間にヒトは著しく成長する。その期間を保護者とともに支援する保育士は、子どもの身体の問題だけでなく、子どもが生活している社会や法律についても理解し、幅広い視点で支援する必要がある。特に日本では少子高齢化社会を迎え、家族の在り方や社会構造が大きく変化し、時代の変化とともに保育士に求められる仕事や期待は増えている。

「食べる」ことは一生続く営みであり、生きる基本である。子どもの頃の食習慣は将来に大きく影響する。食育基本法には「食育は知育、徳育及び体育の基礎となる」と書かれている。社会の変化に伴い、食事や食文化の在り方も大きく変わろうとしている一方で、次の世代に伝える取り組みもある。どのような食育を伝えるかは、栄養の専門家だけでなく保護者や保育士など社会全体で考え、築いてほしいと思う。

　本書は保育士を目指す学生等に、理解してほしい食と栄養の基礎知識をコンパクトにまとめた。保育士として多くの子どもたちの食に対する支援援助を期待したいものである。

2018年3月

編著者　水上　由紀
　　　　細川　裕子

もくじ

監修のことば　2
まえがき　4

第1章　子どもの健康と食生活の意義

　第1節　食の意義　9
　第2節　子どもの心身の成長と食生活　10
　第3節　子どもの食生活の現状と課題　12
　第4節　児童福祉施設での食に関する指針など　14

第2章　栄養に関する基本的知識

　第1節　栄養の基本的概念　17
　第2節　栄養素の種類とその働き　18
　第3節　水（水分）　23
　第4節　食物繊維　24

第3章　消化・吸収・代謝に関する基礎知識

　第1節　消化器官のはたらき　25
　第2節　栄養素の消化と吸収・代謝　28
　第3節　排泄　31

第4章　食事摂取基準

　第1節　食事摂取基準の意義と指標　33
　第2節　健全な食生活のための指標　37

第5章　献立・調理の基本

　　第1節　献立の意義　*41*
　　第2節　バランスのとれた食事と献立の基本　*42*
　　第3節　調理の意義と基本　*46*

第6章　食品の基礎知識

　　第1節　食品の分類と特徴　*49*
　　第2節　食品の特徴　*50*
　　第3節　栄養を補うための食品　*54*
　　第4節　食品の選び方　*54*
　　第5節　食品のマーク　*55*

第7章　調理実習

　　第1節　調理実習　*57*
　　第2節　幼児食を作る　*61*

第8章　出生前期の特徴と食生活

　　第1節　妊娠期の母体の変化　*65*
　　第2節　妊娠期の食生活と栄養　*68*

第9章　授乳期・離乳期の心身の特徴と食生活

　　第1節　授乳期・離乳期の心身の特徴　*73*
　　第2節　授乳期の栄養と食生活　*74*
　　第3節　離乳期の栄養と食生活　*78*

第10章　幼児期の心身の特徴と食生活

　　第1節　幼児期における心身の発達と食生活　*81*
　　第2節　幼児期の食生活の問題点とその対策　*85*

第11章　学童期・思春期の心身の特徴と食生活

　　第1節　学童期・思春期の特徴　*89*
　　第2節　思春期の心身の成長と食生活　*93*
　　第3節　思春期における生活習慣の問題点　*94*
　　第4節　思春期における薬物乱用、喫煙、飲酒　*95*

第12章　保育所・幼稚園の給食

　　第1節　保育所給食の役割　*97*
　　第2節　食事のマナー　*101*

第13章　食育の基本と内容

　　第1節　食育における養護と教育の一体性　*105*
　　第2節　食育の推進　*107*
　　第3節　食育のための環境　*110*
　　第4節　地域の関係機関や職員間の連携　*110*
　　第5節　食生活指導および食を通した保護者への支援　*111*

第14章　家庭や児童福祉施設における食事と栄養

　　第1節　家庭における食事と栄養　*113*
　　第2節　児童福祉施設における食事と栄養　*116*

第15章　特別な配慮を要する子どもの食と栄養

　　第1節　食物アレルギーのある子どもへの対応　*121*
　　第2節　障害のある子どもへの対応　*126*
　　第3節　宗教や禁忌食品やマナーの違いについて　*127*

付録（関連資料）　*129*
監修者・編著者紹介　*143*
執筆者紹介　*144*

第1章 子どもの健康と食生活の意義

第1節 食の意義

　私達は毎日食事をしている。「なぜ食べるのか？」と質問するとほとんどの人が「生命を維持するため」と答える。「では生命を維持するために必要な栄養素が揃った食事なら毎回同じ食事でよいか？」と質問すると全員が「飽きるので嫌だ」と答える。つまり、食には他の機能もあることがわかる。

　食の機能は**図表1-1**に示すように5つある。生命維持だけでなく、家族や友人と食事をすることで、食べ物を分かち合うことやコミュニケーションを身につけることができる。また、宗教上の理由による食品の制限や行事食によって自分が生活している環境について学ぶこともできる。このように私達は「食」を通して多くの事を学んでいる。毎日当たり前のように食事をしているが、子ども達が習得できるように支援するためにあらためて食について学ぶことが重要である。

図表1-1　食の機能

機能	説明
生理的な機能	生命維持のために必要
精神的な機能	美味しいものを食べた満足感や一緒に食べたという共有感など
文化的な機能	行事食や宗教による禁忌食品など自分が属する集団の文化を理解する
社会的な機能	料理の分配や食事中の会話を通して社会性を養う
教育的な機能	生きるための食べ方を学ぶ

出典：山本隆子・大谷貴美子編『栄養指導のための栄養教育』（八千代出版）を基に改変し筆者作成

第2節 子どもの心身の成長と食生活

1 新生児期・乳児期

　出生から28日間（4週間）を新生児、生後1か月から満1歳未満を乳児という。この期間は一生の中で最も発育・発達が著しく、わずか1年の間に身長は1.5倍、体重は3倍に成長する。食事も母乳や粉乳を飲んでいた乳児が1年後には固形食が食べられるようになる。乳汁栄養から幼児食へと移行する過程を離乳という。摂食機能は乳汁を吸うことから、食物をかみつぶして飲み込むことへと発達する。摂取する食品は量や種類が多くなり、献立や調理の形態も変化していく。液体から固形食へ移行するこの時期は、体内の消化吸収機能も著しく変化している。固形食が食べられるようになることで、発育に必要な栄養量を効率よく摂取することが可能になる。また、摂食行動は乳汁を与えてもらう受け身の行為から、食物を食べるという自主的な行動にかわり、次第に自立へと向かっていく。

2 幼児期

　1歳から5歳（満6歳未満）までの子どもを幼児という。幼児期には乳歯が生えそろう。咀嚼能力の発達に伴って、食べられる食材の種類が増えるのでより複雑な味も体験し、味覚が形成される。味覚以外にも食品を手でつかんだ時の触覚など感覚機能が刺激され発達する大切な時期でもある。さらに幼児期では発達に伴って、スプーンなどの道具の使い方を習得する、椅子に座って食べるなどマナーを習得する時期でもある。マナーの習得は、食事の食べ方だけでなく、我慢することやコミュニケーション、他者との協調性などを身に着ける機会となり、これから社会生活を送るためにも重要である。これらの幅広い学習体験は家庭のみでは限界があるため、保育所や幼稚園など同年代の子どもとの集団生活の体験が望ましい。

図表1-2　発育・発達過程に関わる主な特徴

	授乳期 / 離乳期 ──── 幼児期 ──── （学童期） ──── 思春期 ──
心と身体の健康	著しい身体発育・感覚機能等の発達　　　　　　　　　　　　　　身長成長速度最大 脳・神経系の急速な発達　　　　　　　　　　　　　　　　　　　生殖機能の発達 　　　　　　　　　　　　　　　　　体力・運動能力の向上　　　精神的な不安・動揺 　　　　　　味覚の形成 　　　　　　　咀嚼機能の発達 　　　　　　　　言語の発達 生理的要求の充足 ──→ 生活リズムの形成 ────────────────→ 　　　　　　　　　　　　　　　望ましい生活習慣の形成、確立 ──────→ 　　　　　　　　　　　　　　　健康観の形成、確立 ─────────→ 安心感・基本的信頼感の確立 → できることを増やし、達成感・満足感を味わう → 自分への自信を高める
人との関わり	──────────〈関係性の拡大・深化〉────────── 　　親子・兄弟姉妹・家族 ──────────────────→ 　　　　　　　仲間・友人（親友）──────────────→ 　　　　　　　　　　　　　　　　　　　　　社会 ──→
食のスキル	哺乳 ──→ 固形食への移行 　　　　　手づかみ食べ ──→ スプーン・箸等の使用 　　　　　食べ方の模倣 ─────→ 食べる欲求の表出 ──→ 自分で食べる量の調節 ──→ 自分に見合った食事の理解、実践 → 　　　　　　　　　　食事・栄養バランスの理解、実践 ──────→ 　　　　　　　　　　食材から、調理、食卓までのプロセスの理解 ──→ 　　　　　　　　　　食事観の形成、確立 ───────→ 　　　　　　　　　　　　　食に関する情報に対する対処 ──→ 　　　　　　　　　　　　　食べ物の自己選択 ──→
食の文化と環境	──────〈食べ物の種類の拡大・料理の多様化〉────── 　　　　食べ方、食具の使い方の形成 → 食事マナーの獲得 　　　　食べ物の育ちへの関心 ──→ 食料生産・流通への理解 ──→ 　　　　居住地域内の生産物への関心 → 他地域や外国の生産物への関心 → 　　　　居住地域内の食文化への関心 → 他地域や外国の食文化への関心 → ──────〈場の拡大・関わり方の積極化〉────── 家庭 ─────────────────────────→ 　　保育所・幼稚園 ─────→ 学校 ────────→ 　　　　　　　　　　　　　　　　　塾など ────→ 　　　　　　　　　　　　　放課後児童クラブ・児童館など ──→ 地域 ─────────コンビニエンス・ストア、ファストフード店など ──→ 　　　　　　　　　　　　　テレビ、雑誌、広告など ──→ ──────〈食に関する情報の拡大・関わり方の積極化〉──────

出典：厚生労働省雇用均等・児童家庭局『楽しく食べる子どもに〜食からはじまる健やかガイド〜』

3 学童期

　6歳から12歳までの子どもを学童という。乳児や幼児に比べると発育は緩やかになるが、活発に行動するようになる。成長に必要な栄養素の他に活動量に合わせた栄養補給が大切である。また、この時期は学校給食を利用する。学校給食は栄養補給の他にも、食事の意義を理解することや食材への感謝など他教科で学んだ知識を統合する機会でもある。

　以上のように出生から学童期の間に大きく変化している。発育・発達過程に関わる主な特徴を前頁**図表1-2**に示した。

第3節 子どもの食生活の現状と課題

　官公庁が実施する調査には、健康課題の状況や施策の普及状況を把握するなどの目的がある。本項目では国民生活基礎調査、国民健康・栄養調査、乳幼児栄養調査等の調査結果を基に子どもの食生活の現状と課題について取り上げる。

1 家族構造の変化

　時代とともに社会が変化すると、家庭の構造や親の働き方も変化してくる。「平成28年国民生活基礎調査」によると、児童のいる世帯は平成元年では41.7％だったが、平成28年は23.4％と半分近くまで減少している。さらに児童のいる世帯の児童数の内訳では、平成元年には2人は19.3％、3人以上は6.8％だったが、平成28年にはそれぞれ9.4％と3.1％と減少しており、少子化が進んでいることがうかがえる。次に世帯構造の年次推移をみると、三世代世帯が26.9％から14.7％へと減少し、親と子どものみの核家族が増えていることがわかる。さらに共働き等世帯数の推移をみると、平成10年を境に共働き世帯の方が多くなっている。母

親が仕事をしている世帯では子どもの年齢が1歳に達すると、約70%の世帯が児童福祉施設に預けている。母親が働いていない世帯でも、子どもの年齢が3歳に達すると約60%の世帯が児童福祉施設に預けている。

これらの結果から、3歳以上の子どものほとんどは、日中は保育施設で過ごしていることがわかる。以上のデータからマナーや食文化など従来家庭で伝承されていた内容を施設で教える必要が生じている。保育に携わる者がマナーや地域の食文化を学ぶことも重要である。

2　子どもの生活時間と問題

離乳完了期頃に十分に遊び、1日3回の食事と間食を規則的にする環境を整えることで、空腹を経験し、生活リズムを形成することができる。少子化の影響は"子ども中心の生活"から"大人中心の生活"に移行するため、子どもの生活リズムにも影響が表れやすい。「平成27年度乳幼児栄養調査」によると、保護者の就寝・起床時刻や欠食の回数が子どもの結果にも反映されていた。「平成27年国民健康・栄養調査」では20代女性、30代男性の朝食欠食率が約25%と報告されている。朝食として錠剤や菓子で済ませている者が約11%含まれているが、健康管理上望ましくない。

幼児期に規則正しい生活習慣を習得することは生涯の健康管理の基礎となる。食事は栄養補給だけでなく、生活リズムの形成にもかかわっているので、適切な間隔で食事を摂る習慣を子どもに身につけさせることが大切である。

3　食の安全

現在、日本の食料自給率はカロリーベースで40%を下回っている［平成28年度「食料需給表」農林水産省］。つまり1日に摂取するエネルギーの60%は外国からの輸入食品で支えられている。食料の生産量が不安定だと、飢餓の問題が生じる。そこで肥料、農薬、遺伝子組み換え食品など

により安定した生産量と価格を確保している。さらに輸送中の腐敗を防ぐために保存料の利用などが挙げられる。これらの食品衛生の基準は日本と海外では異なるため、安全な食品を確保するためのシステムがある。また、食品だけでなく、食器や食具などの安全も重要である。保育者が基本的な知識を学ぶことにより、保護者の不安に対応することができる。

　また、安全な食品でも食物アレルギーを有する子どもにとっては、生命の危険がある。アレルギーの有病率は、1歳児では約9％いたが5歳児では約2％と年齢が上がるにつれて減少傾向を示している。しかし集団で子どもを預かる児童福祉施設では事故防止のために職員全員が正しい情報を学ぶ必要がある。保育園における対応は厚生労働省から平成23年に「保育所におけるアレルギー対応ガイドライン」を発表している。学校給食の対応は、平成27年に文部科学省から「学校給食における食物アレルギー対応指針」を発表している。

　安全の問題は危険を排除することは重要だが、情報に振り回されて必要な栄養が摂取できない、生活に不便が生じることは問題である。保育者が正しい知識を理解し、適宜対応できることが望ましい。

第4節 児童福祉施設での食に関する指針など

　児童福祉施設における食事の提供及び栄養管理は、子どもの健やかな発育・発達を目指し、子どもの食事・食生活を支援していくという視点が大切である。集団であっても一人ひとりの子どもの発育・発達に適した食事の提供と食育を行うためには、多職種との連携、家庭や地域との協力による取り組みが求められる。

　図表1-3は平成22年に厚生労働省から示された「児童福祉施設における食事の提供ガイド」の概念図である。児童福祉施設での食事・食生活支援の在り方が示されている。支援のために多くの施策がある。「保育

所保育指針」、「日本人の食事摂取基準」、「授乳・離乳の支援ガイド」や「楽しく食べる子どもに〜食からはじまる健やかガイド〜」など指針を活用して食の支援を行うことが重要である。

図表1-3　子どもの健やかな発育・発達を目指した食事・食生活支援

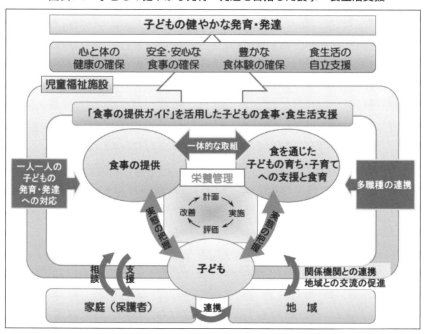

出典：厚生労働省　「平成27年度　乳幼児栄養調査結果の概要」

【引用・参考文献】
　厚生労働省「授乳・離乳の支援ガイド」　平成19年
　　　http://www.mhlw.go.jp/shingi/2007/03/dl/s0314-17.pdf
　厚生労働省「楽しく食べる子どもに〜食からはじまる健やかガイド〜」
　　　平成16年
　　　http://www.mhlw.go.jp/shingi/2004/02/dl/s0219-4a.pdf
　厚生労働省「保育所におけるアレルギー対応ガイドライン」平成23年
　　　http://www.mhlw.go.jp/bunya/kodomo/pdf/hoiku03.pdf
　厚生労働省「児童福祉施設における食事の提供ガイド」平成22年
　　　http://www.mhlw.go.jp/shingi/2010/03/dl/s0331-10a-015.pdf
　厚生労働省「平成27年度乳幼児栄養調査」
　　　http://www.mhlw.go.jp/file/06-Seisakujouhou-11900000-Koyoukinto
　　　ujidoukateikyoku/0000134460.pdf
　厚生労働省「平成27年国民健康・栄養調査」
　　　http://www.mhlw.go.jp/file/04-Houdouhappyou-10904750-
　　　Kenkoukyoku-Gantaisakukenkouzoushinka/kekkagaiyou.pdf
　厚生労働省「平成28年国民生活基礎調査」
　　　http://www.mhlw.go.jp/toukei/saikin/hw/k-tyosa/k-tyosa16/dl/02.
　　　pdf
　厚生労働省「児童福祉施設における食事の提供ガイド」
　　　http://www.mhlw.go.jp/shingi/2010/03/dl/s0331-10a-015.pdf
　農林水産省「平成28年度食料需給表」
　　　http://www.maff.go.jp/j/zyukyu/fbs/attach/pdf/index-2.pdf
　文部科学省「学校給食における食物アレルギー対応指針」平成27年
　　　http://www.mext.go.jp/component/a_menu/education/detail/__
　　　icsFiles/afieldfile/2015/03/26/1355518_1.pdf
　文部科学省　「平成27年学校保健統計調査」
　　　http://www.mext.go.jp/component/b_menu/other/__icsFiles/afieldfi
　　　le/2016/03/28/1365988_03.pdf
　（全て2018.1.30最終アクセス）

（水上由紀）

第2章 栄養に関する基本的知識

第1節 栄養の基本的概念

1 栄養とは

　わたしたちは生きて生活していくために「栄養」を食物から摂取し、そのエネルギーを体内で活用している。つまり「栄養」は生きていく上で必要不可欠で大切なものである。

(1) 栄養と栄養素

　栄養（Nutrition）とは、生体が必要な物質を体外から取り入れて利用し、発育・成長して生命を維持し、健全な生命活動を営むことをいい、取り入れるべき必須の物質を栄養素（Nutrient）という。また私たち人間は空腹感を癒やし、料理を楽しみ、嗜好を満足させるために食事をし、食物から生命維持に必要な成分を摂取している。

(2) 食物の流れ

　わたしたちは口から食物を摂取し消化、吸収し、さらに体内で必要な物質に代謝し、不要な物質を排泄する。この営み全てを「栄養」という。食物が通過する口から肛門までは1本の管（消化管）である。

図表2-1　食物の流れ

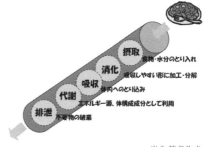

出典:筆者作成

第2節　栄養素の種類とその働き

1　三大栄養素と五大栄養素

　栄養素には主に炭水化物（糖質）、たんぱく質、脂質、ビタミン、ミネラル（無機質）があり、これらを五大栄養素とよぶ。このうちエネルギーを有し、エネルギー源として利用出来る炭水化物（糖質）とたんぱく質、脂質を量的にも多く摂取、利用することから三大栄養素という。また私たちの体を構成する重要な物質として水（水分）、また体の調子を整える機能性成分としての食物繊維も栄養学上は重要な物質、成分である。各栄養素の主な働きを図にまとめる（**図表2-2**）。

図表2-2　栄養素の主なはたらき

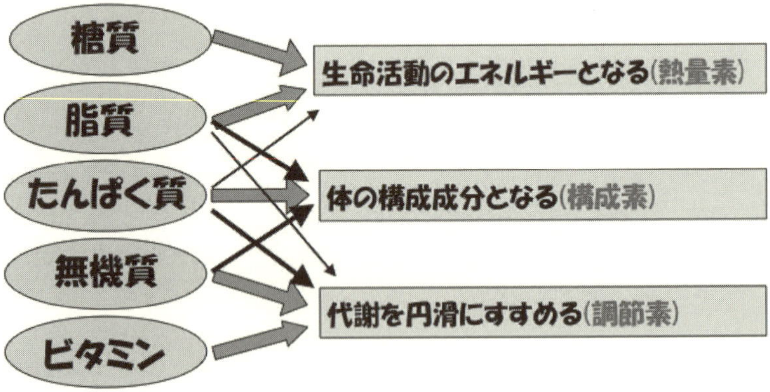

栄養素	はたらき
糖質	生命活動のエネルギーとなる（熱量素）
脂質	生命活動のエネルギーとなる（熱量素）
たんぱく質	体の構成成分となる（構成素）
無機質	体の構成成分となる（構成素）
ビタミン	代謝を円滑にすすめる（調節素）

出典:筆者作成

2　三大栄養素

(1) 炭水化物（糖質）

　主な働きはエネルギー源である。わたしたちが食物から最も多く摂取しているのがこの炭水化物（糖質）である。また必要量としても必要エネルギーの約60%を炭水化物（糖質）で摂ることが理想とされる。炭水化物と糖質を同じ意味合いで使うことがあるが、厳密には糖質は炭水化物のうち、人の体内で消化吸収され、エネルギー源として利用される成分をいう。体内で消化出来ない難消化性のものは食物繊維に分類される。糖質の主な働きはエネルギー源であり、体内では単糖類として吸収され、肝臓に運ばれてブドウ糖に変換される。ブドウ糖は血液によって体内のすみずみに運ばれ、エネルギー源として利用される。糖質1gあたりのエネルギーは4kcalである。糖質を多く含む食品はご飯（米）、パン、麺、芋類、果物などである。

(2) たんぱく質

　主な働きは体の構成成分である。わたしたち人をはじめ動物の体をつくっている主な物質がこのたんぱく質である。エネルギー必要量の約25%をたんぱく質で摂ることが理想的である。たんぱく質は約20種類のアミノ酸から構成されるが、この20種類のアミノ酸のうち人の体内では合成することのできないアミノ酸を「必須アミノ酸」といい、体内で合成することができないため必ず食品から摂らなければいけない。またその他のアミノ酸は「非必須アミノ酸」という（図表2-3）。日々の生活ではたんぱく質の摂取で重要なことはその質と量である。一般的に動物性たんぱく質は栄養価が高く、植物性たんぱく質（大豆たんぱく質を除く）は栄養価が低い。この栄養価の指標となるのがプロティンスコアで、その数値が100に近いほど栄養価が高い。プロティンスコアは必須アミノ酸をどれだけバランスよく含んでいるかで決まる。たんぱく質1gあたりのエネルギーは4kcalである。たんぱく質を多く含む食品は肉類、魚

図表2-3　アミノ酸の種類

必須アミノ酸	非必須アミノ酸
バリン(Val)	グリシン(Gly)
ロイシン(Leu)	アラニン(Ala)
イソロイシン(Ile)	セリン(Ser)
トレオニン(スレオニン)(Thr)	システイン(Cys)
メチオニン(Met)	アスパラギン酸(Asp)
リシン(リジン)(Lys)	グルタミン酸(Glu)
ヒスチジン(His)	アスパラギン(Asn)
フェニールアラニン(Phe)	グルタミン(Gln)
トリプトファン(Trp)	アルギニン(Arg)
	チロシン(Tyr)
	プロリン(Pro)

出典:筆者作成

類、乳製品、大豆製品などである。

母乳は必須アミノ酸をはじめその他のアミノ酸も豊富で、アミノ酸組成は理想的であり、プロティンスコアも100である。生まれたばかりの赤ちゃんが母乳だけでしっかり成長できるのはそのためである。

(3) 脂質

主な働きはエネルギー源である。炭水化物（糖質）、たんぱく質が1gあたり約4kcalに対して脂質は1gあたり9kcalと最もエネルギーが高い。少量で多くのエネルギーを得ることができる。また体の調整機能に関わるホルモンや生理活性物質などの材料となる。また一部は体の構成成分となるなど重要な物質である。特に細胞膜はリン脂質で構成されている。また体に蓄えられた体脂肪は体温保持やクッションとして体を守る働きがある。しかし近年摂りすぎによる生活習慣病の問題もある。小児でも小児生活習慣病の原因となりうる。脂質には脂肪酸が含まれているが、脂肪酸は飽和脂肪酸（短鎖脂肪酸、中鎖脂肪酸、長鎖脂肪酸)と不飽和脂肪酸(一価不飽和脂肪酸、多価不飽和脂肪酸）があり、不飽和脂肪酸のうち体内で合成できない、または十分に合成できないものを必須脂肪酸（リノール酸、α─リノレン酸）という。必須脂肪酸は食品から摂取しなければなら

ない。また多価不飽和脂肪酸はn-6系脂肪酸（リノール酸、アラキドン酸）とn-3系脂肪酸（α―リノレン酸、イコサペンタエン酸〈EPA〉、ドコサヘキサエン酸〈DHA〉）に分類される。このn-6系脂肪酸とn-3系脂肪酸は健康維持には重要である。脂質を多く含む食品はバター、植物油、リブロース、豚バラ肉、鶏皮など肉類、ナッツ類、アボカドなどである。

(4) ミネラル（無機質）

ミネラルは生体の機能調節に重要な酵素や補酵素の材料となる。体内にはほとんどのミネラルが存在するが、体内でつくることはできないため食物から摂取しなければならない。種類も多くさまざまな食品に含まれるため、偏りのない食生活を心がける必要がある。特にカルシウムや鉄など成長段階で不足しやすいミネラルは十分に摂取する必要がある。ミネラルの種類、主な働き、不足によって起こりうる欠乏症、多く含む食品を表に示す（**図表2-4**）。

図表2-4　ミネラル

	種類	主な働き	欠乏症（過剰症）	多く含まれる食品
多量ミネラル	カルシウム(Ca)	骨や歯の成分、血液凝固神経、筋肉の興奮調節	骨軟化、骨粗しょう症、成長不良、過剰でミネラル吸収障害	牛乳、乳製品、小魚、大豆製品、海藻類
	リン(P)	骨や歯の成分、エネルギー代謝	骨や歯がもろくなる、過剰摂取でカルシウム吸収障害、過剰症が問題	動物性食品、豆類、加工食品全般
	鉄(Fe)	ヘモグロビンの成分、酸素運搬、成長促進	鉄欠乏性貧血、疲労感、発育遅延	レバー、あさり、きな粉、ごま、かつお
	ナトリウム(Na)	細胞外液の浸透圧調節、糖の吸収	食欲低下、無気力感　不足は起こりにくい、過剰で高血圧、腎障害	味噌、醤油など調味料、漬け物、佃煮、練り製品、肉の加工品
	カリウム(K)	細胞内の浸透圧調節、筋肉の弛緩、心臓機能	無気力感、筋力低下、知覚低下	野菜類、芋類、果実、肉類、海藻類
	ヨウ素(I)	甲状腺ホルモンの生成、発育促進	甲状腺機能障害、甲状腺肥大、成長不良	海藻類、魚介類
微量ミネラル	マグネシウム(Mg)	骨格形成、酵素や神経に作用	骨形成障害、虚血性心疾患	穀類、ナッツ類、ココア、ごま
	銅(Cu)	造血作用、鉄吸収促進、酵素作用、活性酸素除去	貧血、骨格異常	レバー、貝類、ナッツ類、ココア、ごま
	亜鉛(Zn)	酵素作用、血流確保、核酸たんぱく質合成	発育不良、味覚障害、免疫低下、皮膚炎	牡蠣、海藻類、レバー、牛乳
	フッ素(F)	骨や歯の硬さの維持	う歯	煮干し、緑茶、味噌
	マンガン(Mn)	酵素作用、骨形成	成長不良、生殖機能低下	海藻類、豆類
	セレン(Se)	酵素作用、細胞膜の補助	成長不良、心臓病	魚介類、大豆、海藻類
	クロム(Cr)	糖質代謝、たんぱく質代謝	耐糖能低下、成長不良	海藻類、魚介類、肉、チーズ
	モリブデン(Mo)	酵素作用	成長不良、神経過敏症	豆類、カリフラワー、バナナ
	イオウ(S)	アミノ酸の構成、解毒作用	成長不良	たんぱく質食品
	コバルト(Co)	造血作用、ビタミンB12の成分	悪性貧血、過剰で甲状腺腫	レバー、葉菜類、魚介類

出典：筆者作成

(5) ビタミン

　ビタミンは体の成長に重要なほか、からだの調子を整えるなど重要な栄養素である。微量でその作用を発揮するが、人の体内では合成できないまたは不十分なため、動物や植物が合成したビタミンを食物から摂取する必要がある。ビタミンは性質の違いから「脂溶性ビタミン（油脂に溶ける）」と「水溶性ビタミン（水に溶ける）」に分類される。水溶性のビタミンは多く摂取しても尿と一緒に体外へ排泄されるが、脂溶性ビタミンは排泄されないためサプリメントなどで多く摂取しすぎた場合には過剰症の懸念もある。ビタミンの種類、主な働き、欠乏症（過剰症）、多く含む食品を表に示す（**図表2-5**）。

図表2-5　ビタミン

	種類	主な働き	欠乏症（過剰症）	多く含まれる食品
脂溶性ビタミン	ビタミンA	視力に関与、粘膜の保護、皮膚の上皮組織の正常化、神経の発育、暗所での視覚に関与	胎児や小児の発育障害、抵抗力の低下、夜盲症、失明（長期の過剰で胎児奇形）	レバー、バター、卵黄、うなぎ、緑黄色野菜（人参、かぼちゃ、ほうれん草など）
	ビタミンD	カルシウムやリンの吸収を促進する	くる病、大人では骨軟化	油脂類、魚卵、肝油、きのこ類
	ビタミンE	抗酸化作用、血流の維持	（過剰で出血傾向）	植物油、ナッツ類
	ビタミンK	血液凝固止血作用	新生児出血症	納豆、ブロッコリー、青菜、大豆油
	ビタミンB1	糖質代謝、酵素の補酵素	疲労感、脚気、ウェルニッケ症候群	豚肉、生ハム、レバー、うなぎ、玄米など
	ビタミンB2	エネルギー、脂質代謝	発育遅延、口内炎	レバー、卵黄、うなぎ、納豆、牛乳など
水溶性ビタミン	ビタミンB6	たんぱく質、脂質代謝	皮膚炎、食欲不振	レバー、魚類、卵黄
	ビタミンB12	核酸、たんぱく質合成、貧血予防	悪性貧血、倦怠感、脱力感、神経症状	レバー、魚類、卵、豆類、しじみ
	ナイアシン	糖質、たんぱく質代謝	ペラグラ（皮膚炎、胃腸障害）	レバー、肉類、豆類
	葉酸	赤血球生成、ヘモグロビンの再生	巨赤芽球性貧血	緑黄色野菜、レバー、牡蠣、酵母
	パントテン酸	脂肪酸やコレステロールの合成	皮膚炎、副腎障害、成長障害	腸内細菌が合成、レバー
	ビオチン	糖質、脂質、たんぱく質代謝	脱毛、舌炎、食欲不振	レバー、豆類、卵
	ビタミンC	酸化還元、コラーゲン合成	壊血症、皮下出血	柑橘類、いちご、キウイ、芋類

出典：筆者作成

第3節 水(水分)

　水はわたしたちの体の最も多い構成成分で、成人で約60％、乳幼児ではさらに多く70〜80％が水分である（**図表2-6**）。水は栄養素の運搬、老廃物の排泄、体温調節などさまざまな科学的、物理的反応に関わっている。近年、小児や高齢者の脱水が問題となるが、体内水分の約10％が失われると生命維持が難しくなり20％を失うと死に至る。水は栄養素の運搬、老廃物の排泄、体温調節などさまざまな科学的、物理的反応に関わっている。水分は普段の食事からも摂取しているが、食事摂取量が低

図表2-6　体に占める水分の割合と水の摂取と排泄

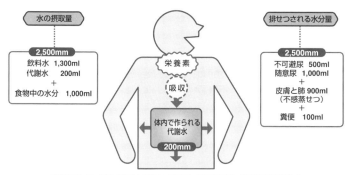

※体内の元素のうち、酸素、炭素、水素、窒素以外のもので身体に必要な物を無機質（ミネラル）と総称します。

体外には尿、汗、呼気、糞便として排せつされます。不可避尿とは、栄養素の代謝老廃物や、ミネラルバランスをとるために不要な排せつをするのに1日に最低必要な尿量です。

出典:大塚製薬ホームページ（上段）　　出典:『栄養の教科書』新星出版社p129（下段）

下している場合や発熱、下痢などの場合には不足しないよう十分に摂る必要がある。

第4節　食物繊維

　食物繊維は人の消化酵素では消化（分解）できない成分である。近年の生活習慣病の増加により栄養素ではないが、食物繊維の働きが重要視されている。食物繊維の主な働きは①咀嚼回数の増加、口腔内の清潔を保つ、②唾液の分泌促進、③満腹感を早める、④食後血糖上昇抑制、⑤便秘の予防、⑥有害物質の体外排泄、⑦大腸がん予防、⑧腸内細菌の活性化などがある。食物繊維は水溶性と不溶性があり、どちらも健康維持には重要な成分である。食物繊維の摂取不足が生活習慣病の増加にも繋がることから、日々しっかり摂りたい成分である。食物繊維を多く含む食品は根菜類、果物、こんにゃく、きのこ類、海藻類などである。

【引用・参考文献】

大塚製薬ホームページ　〈https://www.otsuka.co.jp/nutraceutical/about/rehydration/water/body-fluid/〉（2018.2.1最終アクセス）

田村佳奈美『栄養素ぷらすまいなす調整レシピ300』メディカ出版、2016年

中嶋洋子監修『栄養の教科書』新星出版社、2013年

（田村佳奈美）

第3章 消化・吸収・代謝に関する基礎知識

第1節 消化器官のはたらき

　口から摂取した食べ物は、まず口腔での咀しゃくによって砕かれ、小さな塊となる。これを物理的（機械的）消化という。その後、その小さな塊は、消化器で消化酵素の働きにより、吸収されやすい小さな分子に分解される。この過程を化学的消化という。消化器には口腔、胃、腸などがあり、それぞれ特有の消化液を分泌する（図表3-1）。

図表3-1　ヒトの消化器

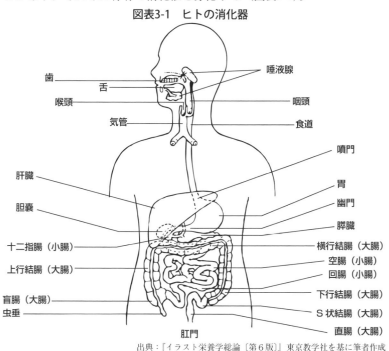

出典：『イラスト栄養学総論〔第6版〕』東京教学社を基に筆者作成

消化によって分解された食べ物は、主に小腸で吸収される。

小児は栄養素の消化・吸収や代謝の機能が未熟で、細菌などに対する抵抗力も弱いために、食材の選択や調理において細やかな配慮が必要となる。

1　口腔

口腔で、小さな塊となった食べ物は、唾液と混ざりあう。それによって、飲み込みやすくなる上、唾液中のデンプン分解酵素である唾液アミラーゼ（プチアリン）により、デンプンが消化される。この時、食べ物をよく嚙まずに飲み込むと、塊が大きく消化しにくいため、この先の消化器官に負担がかかる。また、デンプンを摂取することがない乳児期には唾液アミラーゼの分泌量は少ない。

2　胃

口腔で咀しゃくされ唾液と混ぜられた食物は、食道を通って胃に移動する。胃の容量は、乳児では成人の約7％、6歳児で成人の30％弱。このため、1回の食物摂取量は年齢が低いほど少ない。その後、胃は食物を一時的に蓄えて少しずつ小腸に送る。

胃液は、胃酸である塩酸、たんぱく質の消化酵素であるペプシン、粘液などを含む。強い酸性であり、細菌繁殖抑制作用や殺菌作用をもつ。

乳児の胃は縦長の筒状に近いが、成長につれて胃の形は膨らみ、わん曲する。乳児は噴門（胃の入り口）や幽門（十二指腸へと続く出口）の機能が未発達であることや、胃の消化吸収作用や嚥下作用が未熟であることから、溢乳（乳を飲み込んだあと、口の端からタラタラと吐くこと）や吐乳（乳を勢いよく吐き出すこと）を起こすことがある。

また、乳児の胃では凝乳酵素キモシン（レンニン）が出ており、その酵素の働きで乳のたんぱく質が凝固され、カードがつくられる。それにより胃での滞留時間が延長され、消化されやすくなっている。母乳および

調整粉乳などは、柔らかくて微細なソフトカードになるため消化されやすい。

3　小腸

小腸は、十二指腸、空腸、回腸の3つに区分される。十二指腸は小腸上部の短い部分で、肝臓で作られた胆汁と膵臓で作られた膵液が流れ込む。それらは、アルカリ性のため、酸性に傾いた胃の消化物はここで中和される。

小腸の腸壁のひだ上には無数の絨毛があり、栄養素が吸収されやすくなっている。主要な栄養素のほとんどが小腸で消化、吸収される。

4　大腸

消化の大半と栄養素の吸収は小腸で行われる。したがって、大腸は消化機能をほとんどもたないが、腸内細菌による未消化物の分解（生物的消化）が行われる。

出生直後の新生児の大腸は無菌であるが、生後数日で便中に腸内細菌が現れるようになる。離乳食を食べるようになると腸内細菌が変化し、大人と同じ腸内環境に近づいていく。

乳児期は、腸内環境が未熟なため、腸内で合成されるビタミンKが不足しやすい。このため、人工乳にはビタミンKが添加されているが、母乳には含まれないため、母乳栄養児はビタミンKが欠乏しないようシロップなどで経口投与を行う必要がある。

第2節 栄養素の消化と吸収・代謝

1 糖質

(1) 糖質の消化と吸収

食事中の糖質のほとんどは、多糖類のデンプンで、その他二糖類のショ糖、乳糖である。糖質を摂取すると、最終的には単糖類に分解されて、小腸で吸収される。

デンプンは、唾液と膵液に含まれる消化酵素α-アミラーゼにより、麦芽糖（マルトース）やデキストリンとなり、さらに小腸上皮細胞粘膜

図表3-2 消化酵素の種類、分泌部位および作用

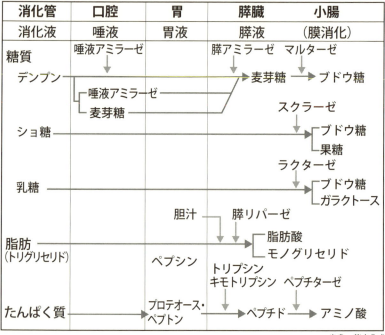

出典：筆者作成

にてブドウ糖（グルコース）に分解され、吸収される。ショ糖は、スクラーゼによりブドウ糖と果糖（フルクトース）に、乳糖はラクターゼによりブドウ糖とガラクトースに分解され、小腸粘膜から吸収される。

(2) 糖質の代謝

糖質は単糖類に分解されるが、ほとんどはブドウ糖である。単糖類は小腸粘膜から吸収され、門脈を経て肝臓に運ばれる。体内に入ったブドウ糖の一部は肝臓内にグリコーゲンとして貯蔵される。残りは血液を通して細胞に取り込まれ、エネルギーとして利用される。ブドウ糖が水と二酸化炭素に分解される過程でエネルギーが産生される。

糖質を摂り過ぎると、過剰な糖質のほとんどは中性脂肪に転換して脂肪として体内に貯蔵される。

糖質の代謝には、ビタミンB_1が必要である。補酵素であるビタミンB_1が不足すると、燃焼が不完全となって様々な障害が生じるため、注意が必要である。糖質の摂取が多くなると、ビタミンB_1の必要量も増える。

2 たんぱく質

(1) たんぱく質の消化と吸収

たんぱく質は約20種類のアミノ酸から構成されている。たんぱく質は様々な消化酵素により段階的に消化され、最終的にはアミノ酸に分解されて、吸収される。

たんぱく質は、まず胃液に含まれるペプシンによって大まかに分解される。次いで、膵液のトリプシン、キモトリプシン、カルボキシペプチダーゼ等のたんぱく質消化酵素により、分子量の小さいペプチドとなる。さらに小腸粘膜でアミノペプチダーゼ、ジペプチダーゼなどによりアミノ酸にまで分解され、小腸から吸収される。

(2) たんぱく質の代謝

吸収されたアミノ酸は、門脈を経て肝臓に運ばれ、一部はそのまま肝臓で利用される。一部は筋肉や臓器のたんぱく質、ヘモグロビン、酵素、

ホルモンなどの合成に利用される。体の構成成分として利用されなかったアミノ酸は、二酸化炭素と水に分解される過程でエネルギーを産生し、尿素となって排泄される。

3 脂質

(1) 脂質の消化と吸収

食品中の脂質の大半は中性脂肪（脂肪、トリグリセリド）である。脂質は脂肪酸とモノグリセリドに分解され、吸収される。

脂質の消化は胃で始まり、胃リパーゼにより少し分解され、小さな脂肪分子となって小腸へ移動する。脂肪は水に溶けないため、小腸上部で胆のうから分泌された胆汁中の胆汁酸によって乳化され、膵液リパーゼによって脂肪酸とモノグリセリドに分解され、小腸粘膜で吸収される。

(2) 脂質の代謝

小腸内に吸収された脂肪酸とモノグリセリドは、再び中性脂肪に再合成される。コレステロールやリン脂質と結合し、カイロミクロンを形成し、血液中を移動する。中性脂肪は脂肪組織に取り込まれたり、筋肉、心臓、肝臓に運ばれたりする。脂肪組織に蓄えられた中性脂肪は、エネルギー不足時には脂肪酸に分解された後、二酸化炭素と水に分解され、エネルギー源として利用される。

肝臓や小腸ではコレステロールが合成される。コレステロールは胆汁酸合成、性ホルモン合成、ビタミンD合成、細胞膜の原料となる。

4 その他

ミネラル、ビタミンは消化酵素の作用は受けずにそのまま小腸で吸収される。水のほとんどは小腸で吸収され、一部は大腸で吸収される。

第3節 排泄

1 排便

便は、養育者にとって、子どもの体調を知るための重要な情報源である。出生後約2〜3日に排泄される、黒から濃緑色の便を胎便といい、子宮で飲み込んだ羊水などを含んでいる。べっとりとしており、ほぼ無臭である。

乳児の便は、母乳やミルクを摂取することにより、徐々に黄色〜淡い山吹色に変わっていく。緑色の便をすることがあるが、乳酸菌が腸の働きを促進することにより便が酸性になり、それが酸化されることで緑色に変化したものであるため、問題はない。母乳栄養児の場合は、便が緑色になりやすい。

そして、便の硬さは、通常ねっとりとした、緩めのペースト状である。母乳栄養児のほうが人工栄養児よりも便がやわらかいため、便秘になりにくい。

子どもの体調の変化に気付くため、日頃から便の色や硬さを確認する必要がある。色に関しては、「赤色」「黒色」「白色」の便が出た際、注意が必要である。

2 排尿

腎臓は血液をろ過し、老廃物を水中に溶解し、濃縮して尿を作る。その後、尿は膀胱に溜まり、排尿される。

乳幼児の腎臓は、排泄すべき物質を濃縮する機能が未発達である。そのため、尿の濃度は薄く、排尿するのに多量の水分が必要となる。

尿の量は、体の成長によって増えるが、膀胱で溜められる量も増えるため、排尿の回数は次第に減る。(**図表3-5**) 乳児の場合、排尿回数が1日

6回以下の場合や、濃い黄色である場合は、母乳やミルクが不足していると考えられる。

　乳児は尿意を感じず、膀胱に尿が溜まると反射的に排尿する。尿意は1歳頃から感じるようになり、2歳頃になると、昼間の排尿を調整できるようになる。

図表3-5　尿の量と排尿回数の目安

	1日の尿量(ml)	排尿回数(回)
乳児	300～600	10～20
幼児	500～800	10
学童	800～1,200	5～6

出典：『子どもの食と栄養演習』建帛社を基に作成

【引用・参考文献】

飯塚美和子・曽根眞理枝・濱谷亮子・瀬尾弘子編集『最新　子どもの食と栄養－食生活の基礎を築くために』学建書院、2017年

小川雄二編著『子どもの食と栄養演習〔第3版〕』建帛社、2016年

菅原 園・辻ひろみ・内山麻子・小野友紀・麻見直美・新藤由喜子『発育期の子どもの食生活と栄養』学建書院、2017年

田村明・城田知子・平戸八千代『イラスト栄養学総論〔第6版〕』東京教学社、2015年

（亥子紗世）

第4章 食事摂取基準

第1節 食事摂取基準の意義と指標

　「日本人の食事摂取基準（2015年版）」は、健康増進法に基づき厚生労働大臣が定めるもので、5年ごとに改定されている。健康な個人ならびに集団を対象として、国民の健康の保持・増進を図る上で摂取することが望ましいエネルギーおよび栄養素の摂取量の基準を示すものである。食事摂取基準の数値は個人差を1つの数値で表すことが難しいため、科学的根拠に基づき、確率的な考え方で策定されている。

1　年齢区分

　年齢区分としては、1～17歳を小児、18歳以上を成人、70歳以上を高齢者としている。

　乳児期において「推定エネルギー必要量」および「たんぱく質」は、成長に合わせてより細かな年齢区分が必要とされると考えられるため、3段階に区分されるが、それ以外の栄養素は、基本的に乳児期を「生後6カ月未満（0～5カ月）」と「6カ月以上1歳未満」の2つの区分で分けている。

　幼児期は「1～2歳」「3～5歳」の2段階、学童期は「6～7歳」「8～9歳」「10～11歳」の3段階に、それぞれ区分されている。

　また、年齢とは別に妊娠婦や授乳婦については、体重増加や泌乳が考慮され、それぞれに付加量が設定されている。

2 エネルギーの指標

エネルギーの摂取量および消費量のバランス(エネルギー収支バランス)の維持を示す指標として、体格(BMI:Body Mass Index)を採用しており、成人期を18～49歳、50～69歳、70歳以上の3つの区分に分け、目標とするBMIの範囲を提示している(**図表4-1**)。エネルギーの過不足は、体重の変化またはBMIを用いて評価する。

また、乳児や小児については、BMIではなく成長曲線が採用されている。

図表4-1 目標とするBMIの範囲(18歳以上) [1、2]

年齢(歳)	目標とするBMI(kg/m^2)
18～49	18.5～24.9
50～69	20.0～24.9
70以上	21.5～24.9 [3]

[1] 男女共通。あくまでも参考として使用すべきである。
[2] 観察疫学研究において報告された総死亡率が最も低かったBMIを基に、疾患別の発症率とBMIとの関連、死因とBMIとの関連、日本人のBMIの実態に配慮し、総合的に判断し目標とする範囲を設定。
[3] 70歳以上では、総死亡率が最も低かったBMIと実態との乖離が見られるため、虚弱の予防及び生活習慣病の予防の両者に配慮する必要があることも踏まえ、当面目標とするBMIの範囲は21.5~24.9とした。

出典:「日本人の食事摂取基準(2015年版)」策定検討会報告書

3 栄養素の指標

栄養素については、たんぱく質、脂質、炭水化物、ビタミン、ミネラルの基準が示されており、栄養素に応じて「推定平均必要量」「推奨量」「目安量」「耐容上限量」「目標量」の5種類の指標が設定されている。各指標を理解するための概念図を**図表4-2**に示す。

①推定平均必要量

当該集団に属する50%の人が必要量を満たし、同時に50%の人が必要量を満たさないと推定される摂取量。

②推奨量

母集団に属するほとんどの人(97～98%)が必要量を満たすと推定

される量。
③目安量
　推定平均必要量・推奨量を算定するのに十分な科学的根拠が得られない場合に、その区分に属する人々がある一定の栄養状態を維持するのに十分な量。
④耐容上限量
　過剰摂取による健康障害を予防する観点から、ほとんどすべての人に健康上悪影響を及ぼす危険のない習慣的な摂取量の上限の量。
⑤目標量
　生活習慣病の発症予防のために、現在の日本人が目標とすべき摂取量。

図表4-2　食事摂取基準の各指標を理解するための概念図

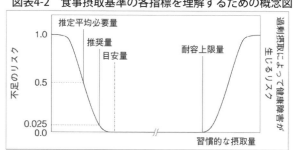

縦軸は、個人の場合は不足又は過剰によって健康障害が生じる確率を、集団の場合は不足状態にある人又は過剰摂取によって健康障害を生じる人の割合を示す。

不足の確率が推定平均必要量では 0.5（50％）あり、推奨量では 0.02～0.03（中間値として 0.025）（2～3％ 又は 2.5％）あることを示す。耐容上限量以上を摂取した場合には過剰摂取による健康障害が生じる潜在的なリスクが存在することを示す。そして、推奨量と耐容上限量との間の摂取量では、不足のリスク、過剰摂取による健康障害が生じるリスク共に 0（ゼロ）に近いことを示す。

目安量については、推定平均必要量並びに推奨量と一定の関係を持たない。しかし、推奨量と目安量を同時に算定することが可能であれば、目安量は推奨量よりも大きい（図では右方）と考えられるため、参考として付記した。

目標量は、ここに示す概念や方法とは異なる性質のものであることから、ここには図示できない。

出典：「日本人の食事摂取基準（2015年版）」策定検討会報告書

そして、基準が策定された栄養素と設定された指標を**図表4-3**に示す。

その図表の栄養素にある「エネルギー産生栄養素バランス」は、2015年版から新たに追加された項目で、エネルギー源となるたんぱく質、脂質、炭水化物が総エネルギー摂取量に占めるべき割合（％エネルギー）を示したものである（**図表4-4**）。乳児については、母乳の栄養素の構成比を好ましいエネルギー産生栄養素バランスと考えるため、1歳未満は設定されていない。

図表4-3　基準を策定した栄養素と設定した指標（1歳以上）[1]

栄養素			推定平均必要量（EAR）	推奨量（RDA）	目安量（AI）	耐容上限量（UL）	目標量（DG）
たんぱく質			○	○	—	—	○[2]
脂　質		脂質	—	—	—	—	○[2]
		飽和脂肪酸	—	—	—	—	○
		n—6系脂肪酸	—	—	○	—	—
		n—3系脂肪酸	—	—	○	—	—
炭水化物		炭水化物	—	—	—	—	○[2]
		食物繊維	—	—	—	—	○
エネルギー産生栄養素バランス[2]			—	—	—	—	○
ビタミン	脂溶性	ビタミンA	○	○	—	○	—
		ビタミンD	—	—	○	○	—
		ビタミンE	—	—	○	○	—
		ビタミンK	—	—	○	—	—
	水溶性	ビタミンB_1	○	○	—	—	—
		ビタミンB_2	○	○	—	—	—
		ナイアシン	○	○	—	○	—
		ビタミンB_6	○	○	—	○	—
		ビタミンB_{12}	○	○	—	—	—
		葉酸	○	○	—	○[3]	—
		パントテン酸	—	—	○	—	—
		ビオチン	—	—	○	—	—
		ビタミンC	○	○	—	—	—
ミネラル	多量	ナトリウム	○	—	—	—	○
		カリウム	—	—	○	—	○
		カルシウム	○	○	—	○	—
		マグネシウム	○	○	—	○[3]	—
		リン	—	—	○	○	—
	微量	鉄	○	○	—	○	—
		亜鉛	○	○	—	○	—
		銅	○	○	—	○	—
		マンガン	—	—	○	○	—
		ヨウ素	○	○	—	○	—
		セレン	○	○	—	○	—
		クロム	—	—	○	—	—
		モリブデン	○	○	—	○	—

[1] 一部の年齢階級についてだけ設定した場合も含む。
[2] たんぱく質、脂質、炭水化物（アルコール含む）が、総エネルギー摂取量に占めるべき割合（％エネルギー）。
[3] 通常の食品以外からの摂取について定めた。

出典：「日本人の食事摂取基準（2015年版）」策定検討会報告書

figure 4-4 エネルギー産生栄養素バランス（％エネルギー）

年齢等	目標量[1]（中央値[2]）（男女共通)			
	たんぱく質	脂質[3]		炭水化物[4,5]
		脂質	飽和脂肪酸	
0～11（月）	―	―	―	―
1～17（歳）	13～20（16.5）	20～30（25）	―	50～65（57.5）
18～69（歳）	13～20（16.5）	20～30（25）	7以下	50～65（57.5）
70以上（歳）	13～20（16.5）	20～30（25）	7以下	50～65（57.5）

[1] 各栄養素の範囲については、おおむねの値を示したものであり、生活習慣病の予防や高齢者の虚弱の予防の観点からは、弾力的に運用すること。
[2] 中央値は、範囲の中央値を示したものであり、最も望ましい値を示すものではない。
[3] 脂質については、その構成成分である飽和脂肪酸など、質への配慮を十分に行う必要がある。
[4] アルコールを含む。ただし、アルコールの摂取を勧めるものではない。
[5] 食物繊維の目標量を十分に注意すること。

出典：「日本人の食事摂取基準（2015年版）」策定検討会報告書

第2節　健全な食生活のための指標

　普段の食事内容について、食事摂取基準をもとに評価し、食生活の見直しを行うことが理想であるが、専門的な知識が必要となるため難しいのが現状である。そこで、食事内容だけでなく、食生活全体を改善するための指針として「食生活指針」が示されており、これを実際の食生活で展開できるように作成されたのが「食事バランスガイド」である。これらの指標を参考に家庭での食生活を営むことが、自身や家族の健康な生涯につながるだけでなく、小児に対する家庭での食育の取り組みとなるものと考えられる。

1　食生活指針

　2000年に、文科省（現：文部科学省）、農林水産省、厚生省（現：厚生労働省）の連携による「食生活指針」が公表された（2016年6月一部改

正）。この指針は、国民が健全な食生活を具体的に実践できるよう10項目の目標を示しており、家庭における望ましい食生活について方向づけがされている。2006年には「妊産婦のための食生活指針」が策定された。

指針を図表4-5に示す。

図表4-5　食生活指針

●食事を楽しみましょう。 ・毎日の食事で、健康寿命をのばしましょう。 ・おいしい食事を、味わいながらゆっくりよく噛んで食べましょう。 ・家族の団らんや人との交流を大切に、また、食事づくりに参加しましょう。	●野菜・果物、牛乳・乳製品、豆類、魚なども組み合わせて ・たっぷり野菜と毎日の果物で、ビタミン、ミネラル、食物繊維をとりましょう。 ・牛乳・乳製品、緑黄色野菜、豆類、小魚などで、カルシウムを十分にとりましょう。
●1日の食事のリズムから、健やかな生活リズムを。 ・朝食で、いきいきした1日を始めましょう。 ・夜食や間食はとりすぎないようにしましょう。 ・飲酒はほどほどにしましょう。	●食塩は控えめに、脂肪は質と量を考えて。 ・食塩の多い食品や料理を控えめにしましょう。食塩摂取量の目標は、男性で1日8g未満、女性で7g未満とされています。 ・動物、植物、魚由来の脂肪をバランスよくとりましょう。 ・栄養成分表示を見て、食品や外食を選ぶ習慣を身につけましょう。
●適度な運動とバランスのよい食事で、適正体重の維持を。 ・普段から体重を量り、食事量に気をつけましょう。 ・普段から意識して身体を動かすようにしましょう。 ・無理な減量はやめましょう。 ・特に若年女性のやせ、高齢者の低栄養にも気をつけましょう。	●日本の食文化や地域の産物を活かし、郷土の味の継承を。 ・「和食」をはじめとした日本の食文化を大切にして、日々の食生活に活かしましょう。 ・地域の産物や旬の素材を使うとともに、行事食を取り入れながら、自然の恵みや四季の変化を楽しみましょう。 ・食材に関する知識や調理技術を身につけましょう。 ・地域や家庭で受け継がれてきた料理や作法を伝えていきましょう。
●主食、主菜、副菜を基本に、食事のバランスを。 ・多様な食品を組み合わせましょう。 ・調理方法が偏らないようにしましょう。 ・手作りと外食や加工食品・調理食品を上手に組み合わせましょう。	●食料資源を大切に、無駄や廃棄の少ない食生活を。 ・まだ食べられるのに廃棄されている食品ロスを減らしましょう。 ・調理や保存を上手にして、食べ残しのない適量を心がけましょう。 ・賞味期限や消費期限を考えて利用しましょう。
●ごはんなどの穀類をしっかりと。 ・穀類を毎食とって、糖質からのエネルギー摂取を適正に保ちましょう。 ・日本の気候・風土に適している米などの穀類を利用しましょう。	●「食」に関する理解を深め、食生活を見直してみましょう ・子供のころから、食生活を大切にしましょう。 ・家庭や学校、地域で、食品の安全性を含めた「食」に関する知識や理解を深め、望ましい習慣を身につけましょう。 ・家族や仲間と、食生活を考えたり、話し合ったりしてみましょう。 ・自分たちの健康目標をつくり、よりよい食生活を目指しましょう。

出典:農林水産省
※平成28年6月一部改正

2　食事バランスガイド

　食事バランスガイド（次頁図表4-6）は、健康で豊かな食生活の実現を目的に策定された「食生活指針」を具体的に行動に結びつけるものとして、2005年6月に厚生労働省と農林水産省が決定した。

　毎日の食事を5つ（主食、副菜、主菜、牛乳・乳製品、果物）に区分し、区分ごとに「SV（サービング）」という単位を用いて1日に「何を」、「どれだけ」食べたらよいか、食事の望ましい組み合わせとおおよその量をコマ形のイラストでわかりやすく示したものである。イラストのうち、コマ本体は1日の食事バランス、軸は必要な水分、そしてコマを回転させるのは適度な運動であることを示している。

　また、基本の成人向けのほか、妊婦・授乳婦についても食事バランスガイドが示されている。

【引用・参考文献】
　小川雄二編著、坂本裕子・曽根眞理枝・豊原容子・中島正夫共著『子どもの食と栄養演習〔第3版〕』建帛社、2016年
　飯塚美和子ほか編著『最新　子どもの食と栄養－食生活の基礎を築くために－』学建書院、2017年
　厚生労働省「日本人の食事摂取基準（2015年版）」2014年
　厚生労働省「日本人の食事摂取基準（2015年版）」策定検討会報告書、2014年
　厚生労働省、農林水産省、文部科学省策定「食生活指針」
　　http://www.maff.go.jp/j/syokuiku/shishinn.html（2018.1.19最終アクセス）
　厚生労働省、農林水産省合同「食事バランスガイド」
　　http://www.maff.go.jp/j/balance_guide/（2018.1.19最終アクセス）
　菅原園 ほか『発育期の子どもの食生活と栄養』学建書院、2017年

（亥子紗世）

図表4-6 食事バランスガイド(基本形・成人 2200kcal±200kcal)

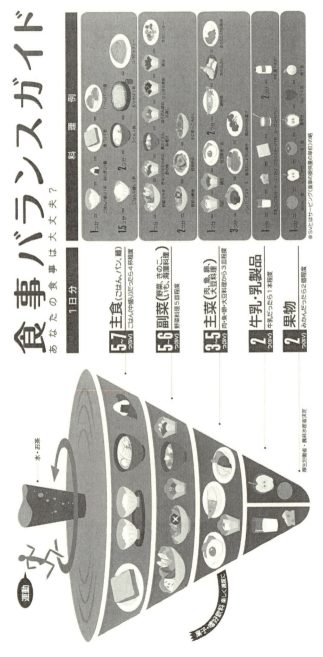

出典:厚生労働省・農林水産省

第5章 献立・調理の基本

第1節 献立の意義

1 献立とは

　献立は「食卓に出す料理の種類や組合せ、順序など、またその予定を立てること」と定義されている。アメリカなどでは、メニュー（食事の内容つまり料理名、食品名を表す）と、レシピ（調理操作、給与量を示した調理指示書）の概念がある。

2 献立の考え方

　子どもたちを取り巻く環境の変化は食生活・食習慣に影響を与え、生活習慣病発症の若年化や心身の発育に及ぼす影響が危惧されている。小児期は生活習慣の基盤が確立する時期であり、生活習慣病予防の出発点である。望ましい食生活の原点となるのは食品・栄養の基礎知識とともに食事計画（献立作成）である。献立を作成すると、健康な食生活を営む食品の組み立てを計画することができる。子どもは成長の個人差が大きい時期であるため、献立作成の際は個人の身体状況や活動量を十分に考慮したものにする。
　また、食事は文化であり、それゆえ献立をたてる際は、栄養学的な配慮とともに地域性などを考慮し、行事食や季節の食材の利用などにも気を配り、生活を豊かにするような工夫が求められる。

第2節　バランスのとれた食事と献立の基本

1　栄養比率を決める

　献立作成上、各栄養素をバランスよく摂取できるように栄養比率を考慮する必要がある。総エネルギー摂取量に占めるたんぱく質（Protein）、脂肪（Fat）、炭水化物（Carbohydrates）の割合（％エネルギー）のことをPFC比と呼ぶ。

　各栄養素の範囲は、1歳以上でたんぱく質13～20％、脂質20～30％、炭水化物50～65％が望ましい。乳児（1歳未満）については母乳におけるこれら栄養素の構成比をもって、好ましいPFC比と考えるものとする（図表5-1）。　平成28年度は、たんぱく質約12.8％、脂質約29.6％、炭水化物57.6％と目標とする栄養素バランスに近い状態になっている。

　脂質のエネルギー比率が目標値の上限に近く、平成28年国民健康・栄養調査の結果（厚生労働省）によれば、脂質が30％超えている人の割合は、20歳以上の男性では約30％、女性では約40％という結果が示されている。脂質についてはその構成成分である飽和脂肪酸など、配慮を十分に行う必要がある。

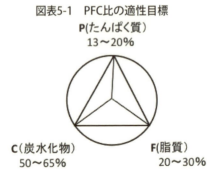

図表5-1　PFC比の適性目標

※円の半径は適性比率を示す

出典:厚生労働省「日本人の食事摂取基準（2015年版）、農林水産省「平成28年度食糧需給表」を基に筆者作成

2　基礎食品群

栄養素を過不足なく摂取するため、どのような食品をどれくらい食べるとよいのか、考えやすいように食品に含まれる成分が類似したものをいくつかにグループ分けしたものが食品群である。「三色食品群」「六つの食品群」などがある。

図表5-2　食品群

三色食品群	赤群	黄群	緑群
	肉、魚、卵、牛乳・乳製品、豆など	米、パン、めん類、いも類、油、砂糖など	野菜、果物、きのこ類など
	体をつくるもとになる	エネルギーのもとになる	体の調子を整えるもとになる

六つの基礎食品群	1群	2群	3群	4群	5群	6群
	魚、肉、卵、大豆、大豆製品	牛乳・乳製品、海藻、小魚	緑黄色野菜	淡色野菜、果物	穀類、いも類、砂糖類	油脂、脂肪の多い食品
	筋肉や骨などを作る。エネルギー源となる。	骨・歯を作る。体の各機能を調節する。	皮膚や粘膜の保護する。体の各機能を調節する。	体の各機能を調節する。	エネルギー源となる。体の各機能を調節する。	エネルギー源となる。

出典:農林水産省「食事バランスガイドと従来の分類法との関係」〈http://www.maif.go.jp/j/syokuiku/zissen_navi/balance/guide.html〉を改変し筆者作成

各食品群から多種類の食品を過不足なく組み合わせることによって、対象者の食事摂取基準の摂取範囲内の献立ができる。

3　献立作成の手順

(1)　主食を決める

主食は、ごはん、パン、麺など主にエネルギー源となる。ご飯、パン、麺のうちから選ぶ。

(2)　主菜を決める

主菜は副食(おかず)の中心となる料理で、主にたんぱく源食品(魚介類、肉類、卵類、大豆および大豆製品)を使った料理である。魚、肉、卵、大豆製品のうちから1食品を選び、その食材をどのように調理するかを決める。例えばさけを選んだ場合、揚げる調理法にすると、さけのフライになり、焼く調理法にするとさけの塩焼き、煮る調理法にすると

第5章● 献立・調理の基本

さけの煮つけなどとなる。

(3) **副菜と副々菜を決める**

副菜は主にビタミン・ミネラル源となる野菜を使った料理で、主菜とのバランスを考えて組み合わせる。また、主菜のつけ合せともなる。副菜と副々菜は、主菜で選んだ調理法と重ならないように、違う調理法を選ぶ。例えば副菜に根菜の煮物（煮る）、副々菜にほうれんそうのお浸し（ゆでる）を選ぶ。

(4) **汁物を決める**

汁は1品つけることによって献立が豊かになり汁の具の実を変えることによって季節感も出る。水分をとるためにも嚥下などを促すにも必要な料理である。上手に牛乳を使用するとカルシウムなど、きのこ類や藻類を使用すると食物繊維など、工夫次第で不足しがちな栄養素の補給になる。主菜や副菜・副々菜の食品と重ならないように注意する。

(5) **(1)～(4)で不足がある場合**

デザートは献立を豊かにし、食後の楽しみや満足感につながるものである。献立でビタミン、ミネラル、食物繊維の不足分があれば、果物や乳製品を使用したデザートを加え栄養バランスを整える。材料費も考慮して組み合わせる。

(6) **その他**

盛り付けを目で見て自然に覚えるよう、食事のたびに盛り付け量に合った器を選択する。ランチョンマットに並べて配膳すると、食事のバランスを確認しやすくなる。

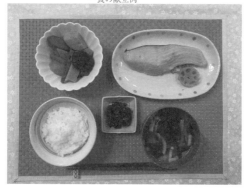
一食の献立例

出典:筆者作成

4　献立の評価

　献立を栄養的に検討するときに、まず目安になるのが色合いである。使用する食品の種類が増えるにつれて、色合いが豊富になる。食事をおいしくみせる視覚的効果で食欲をそそるばかりでなく、摂取できる栄養素の種類を増やすことにつながる。各食品群からできるだけ多くの食品を幅広く取り入れるようにする。よい献立の条件を以下に示す。

(1) 変化があり、期待感がもてること

　特定の食品や料理に偏った食事にならないようにするために、また、食事の期待感を高めるためにも、献立の内容は日によって食材料や調理法などに変化をもたせる。

(2) 季節感があること

　昔から「旬のもの」という言葉があるように、食卓に季節感を持たせることもよい献立をつくる条件の一つである。旬の食品は年間を通して最も美味でかつ価格も安い。

(3) 経済的であること

　食費は家計の中で大きな割合を占めている。食品は価格が高いものが必ずしも栄養価が高く美味しいとは限らない。日頃から食品の値動きに注意するとよい。

第3節　調理の意義と基本

1　調理の意義

　調理は、①食品を衛生的で安全なものにするため、②消化・吸収を良くするため、③食品をおいしくするため、④食欲を増すように外観を整えるために行う。一般に小児の場合は大人よりそしゃく力や消化・吸収力が低いため、食品の特徴を考慮した適切な調理操作を行う必要がある。

2　計量

　調理の失敗をなくすために、はかり、計量カップ、計量スプーン、温度計、タイマーなどの計量器を用いる。道具の使い方をしっかり覚えて料理をする。はかりは重量で示し、一般に上皿自動秤やキッチンスケールを用いる。計量カップ、計量スプーンは容量で示し、1カップ200ml、計量スプーンは、大さじ1杯15ml、小さじ1杯が5mlである。量りとるものを多めに用意して、スプーンやカップにすくい入れ、塩などの個体のものならヘラを使用して表面を平らにすりきる。しょうゆなどの液体のものはスプーンの表面に盛り上がってこぼれ落ちるくらいすくいとる。

3　調理器具

　切る、擦る、おろすための調理器具には、包丁、まな板、おろし金、すり鉢とすりこぎ、調理用はさみ、ピーラー、ゆで卵切り器、フードカッターなどがある。子どもと料理を行う場合は、調理台がへその高さくらいになるようにふみ台などを用意する。まな板の下にはかたく絞ったぬれ布巾を敷き、食材を扱っている時にまな板が動かないようにする。

4　調理方法

調理方法は生食調理と加熱調理に大別される（**図表5-3**）。

(1) 生食調理

主に魚介類、野菜類、果物類に用いられる調理法で、食品のもつ風味、歯ざわり、色合いなどをそのまま賞味することができ、調理も容易である。しかし、生食調理の場合は加熱による殺菌ができないため、新鮮な食品を選ぶとともに、十分な洗浄が必要である。まな板、包丁、ボウルなどの調理器具や調理する者の手指の衛生にも配慮する。

(2) 加熱調理

大部分の食品は加熱操作によっておいしく安全で消化されやすく調理され、食卓に供される。加熱の方法には、ゆでる、煮る、蒸す、焼く、炒める、揚げる、電子レンジ加熱（マイクロ波加熱）などがある。

加熱することによって食中毒の予防になる。また、食材がもっている

図表5-3　おもな調理法

調理方法			目的・留意点など
生食調理	洗う		食品に付着している菌類、土、農薬などを除く。
	切る		食べられない部分を除く。形を整える。
	する、おろす 裏ごす		離乳の開始から用いられる調理法である。すり鉢、おろし金、裏ごし器などは不衛生になりやすいので、よく洗浄し、完全に乾燥させる。
加熱調理	水が媒体の加熱	ゆでる	やわらかくする。あく抜きをする。たんぱく質を凝固させる。
		煮る	加熱と味つけを同時に行う。煮汁に栄養素が溶け出すので、煮汁も使用するとよい。
		蒸す	蒸気のなかで食品を加熱する。形が崩れにくく、風味も保ちやすい。栄養素の損失も少ない。
	水が不要の加熱	焼く	直火焼き（食品を直接火にかざす）間接焼き（フライパンなどの上で加熱する、オーブンなど放射熱と対流によって加熱する）がある。
		炒める	少量の油を用い、短時間、高温で加熱する。
		揚げる	熱媒体は油脂、食品は脱水されて代わりに油分が吸収される。
		電子レンジ	マイクロ波により食品中の水分を振動させ、その摩擦によって加熱する。

出典:筆者作成

アミノ酸、脂質、糖質などが溶出するので味が良くなる。焼いたり揚げたりすることによって焦げ香などの独特の風味が生じる。ゆでることで食材がもっている渋み、粘り気のある物質などを取り除き、食材の味をおいしく仕上げたり、卵、魚、肉類のたんぱく質を固めて口当たりをよくしたりもする。

5 食品の保持

　食材を長持ちさせるためには、上手な保存方法を知ることが大切である。野菜、果物、肉、魚介類、卵などの生鮮食品は、そのまま放置しておくと風味、味、栄養などが劣化する。その劣化を防ぎ、保存を可能にするのが「冷蔵」と「冷凍」である。冷蔵は食品の温度を下げて（0～10℃）冷却状態で保存をし、冷凍はさらに温度を下げて（-18℃以下）食品を冷凍させて長期保存を可能にする。品質の劣化を引き起こす酸化や乾燥は冷凍中でもおこるため、酸素にふれないように食品を包むことが大切である。

【引用・参考文献】

上田玲子編著『新版 子どもの食と栄養－栄養・食育・保育－』ななみ書房、2017年

冨田教代執筆者代表『給食施設のための献立作成マニュアル〔第9版〕』医歯薬出版、2017年

菱田明監修代表『日本人の食事摂取基準（2015年版）』第一出版、2014年

松本仲子監修『調理のためのベーシックデータ〔第4版〕』女子栄養大学出版部、2015年

松本仲子監修『もっとおいしく、料理の腕が上がる！下ごしらえと調理テク』朝日新聞出版部、2016年

松本峰雄監修『子どもの食と栄養 演習ブック よくわかる！保育士エクササイズ3』ミネルヴァ書房、2017年

文部科学省『小学校学習指導要領解説 家庭編』東洋館出版社、2015年

（井部奈生子）

第6章 食品の基礎知識

第1節 食品の分類と特徴

1 食品の分類

　現在、日本には約2,000種類を超える食品が流通している。これらの食品の分類や特徴、加工品について述べる。

(1) **食品の生産別分類**

　食品は大きく分けると「動物性食品」と「植物性食品」に分けられる。また、食品の生産様式により「農産食品」「畜産食品」「水産食品」およびその他の食品に分類される。「農産食品」には穀類、いも類、豆類、野菜類、果実類、きのこ類がある。「畜産食品」では食肉類をはじめ乳や乳製品、卵類が、さらに「水産食品」では魚介類や海藻類に分類される。

(2) **食品成分表による分類**

　食品成分表は、日本で流通し使用されている2,222品目の食品を穀類、肉類、菓子類など18群に分類し、これらの成分値についてまとめたものである。現在使用されている成分表は2015年に公表された「日本食品標準成分表2015年版（七訂）」（文部科学省・学術審議会資源調査分科会編）である。

(3) **栄養成分による分類**

　栄養成分による食品の分類については「3つの食品群」、「4つの食品群」、「6つの基礎食品群」、「食事バランスガイド」によって分類される。詳細については第5章を参照されたい。

第2節 食品の特徴

1 農産食品の種類と加工について

(1) 穀類

穀類には、米や小麦、大麦、そばなどがある。日本人が摂取しているエネルギーの約60％は糖質から摂取しており、その半分は米からである。米は日本人の主食である。小麦は小麦粉で利用されることが多い。小麦に含まれるたんぱく質（グルテン）量により、薄力粉、中力粉、強力粉に分類され、様々な加工品の原料となっている。大麦は押し麦や麦茶、ビールなどの加工品の原料となる。そばは麺に加工されるほか、菓子の原料として利用されることも多い。

(2) いも類

いも類には、じゃがいも、さつまいも、さといも、やまいもなどがあり、特にさつまいもやじゃがいもにはビタミンCが豊富に含まれている。穀類と同様、でんぷん（糖質）が多く含まれ、エネルギー源となる。いも類は穀類と異なり、水分を多く含むため腐りやすく、保存方法に気を付ける必要がある。

(3) 豆類

豆類にはたんぱく質が約20％含まれている。豆類は脂質を多く含む（約20％）大豆と、糖質を多く含む（約60％）小豆やえんどう豆、いんげん豆などに分類される。大豆は豆類の中でも最も消費量が多く、豆腐や味噌、しょう油など様々な加工品の主原料となっている。小豆やいんげん豆は「あん」に加工され、菓子等に利用されている。

(4) 野菜類

野菜類はビタミンやミネラル、食物繊維の供給源となるだけでなく、日々の食卓を彩る食材として欠かすことができない食材の一つであ

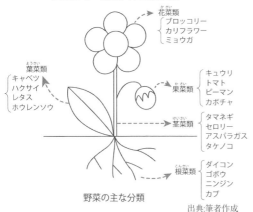

図表6-1　野菜の主な分類

出典:筆者作成

る。野菜は食用とする部分により**図表6-1**のように分類される。また、野菜に含まれるカロテンの含有量が可食部100g当たり600μg以上含む野菜を「緑黄色野菜（にんじん、ほうれん草など）」、それ以下のものを「その他の野菜（淡色野菜；ダイコン、きゅうりなど）」に分類する。トマトやピーマン、アスパラガスなどは「その他の野菜」に分類されるが、食べる量や頻度が多く、カロテンやその他栄養素の供給源となるものも多いため、緑黄色野菜に分類されている。野菜の成分の特徴は一般に水分含量が約90％以上である。枝豆やさやえんどう（グリーンピース）、さやいんげんなどの未熟豆や、豆を発芽させた「もやし」も野菜類に分類される。近年、野菜に含まれる色素やフィトケミカルと呼ばれる機能性成分が注目され、アントシアン（赤や青紫）やフラボノイド（白や黄色）といった色素やポリフェノールなどがある。加工品としては、漬物や佃煮、水煮のほか、冷凍食品、生食用、調理用のカット野菜がある。

(5) 果実類

　果実類の成分は約80～90％が水分であり、ショ糖、果糖などの糖類も多く含まれる。野菜類より含有する栄養素量が少ないが、香りがよく生で食べることができるため、ビタミンCをはじめとしミネラル、食物繊維の良い供給源となる。ジャムやジュースなどに加工される。

(6) きのこ類

　きのこ類は体内でのカルシウム吸収を助けるビタミンDや食物繊維の良い供給源となる。

2 畜産食品の種類と特徴

(1) 食肉類

食肉には牛肉、豚肉、鶏肉などがある。肉類はたんぱく質を約20%含み、必須アミノ酸のバランスが良く、特に穀類に不足しているトリプトファンを多く含んでいる。牛肉には鉄分が、豚肉にはビタミンB_1が他の肉類に比べて多く含まれている。豚肉はハムやソーセージ、ベーコンなどに加工される。

(2) 乳および乳製品

乳・乳製品は、たんぱく質や脂質の供給源のほかカルシウムの重要な供給源となる食品である。乳・乳製品に含まれる乳糖やカゼインがカルシウムの体内への吸収を促し、カルシウムの吸収率は他の食品に比べてよい。牛乳はチーズやヨーグルト、生クリーム、バター、粉乳等に加工される。乳幼児用の調整粉乳のほとんどが牛乳を原料とする。

(3) 卵類

鶏卵やうずら卵があり、各種の栄養素がバランスよく含まれている。必須アミノ酸のバランスもよく、たんぱく質の重要な供給源である。マヨネーズ、茶碗蒸し、プリン、アイスクリームなどの主な原料となる。

3 水産食品の種類と特徴

(1) 魚介類

魚介類は畜肉類と同様たんぱく質含有量は約20%と多く、重要なたんぱく供給源である。また畜肉と比較し水分量が多く、脂質含有量は少ない。魚類に含まれる脂質は魚の種類により大きく異なる。魚油には不飽和脂肪酸であるDHA（ドコサヘキサエン酸）やEPA（エイコサペンタエン酸）が多く含まれる。一方、貝類は魚類に比べ脂質の含有量は少ない。マグロなどの赤身の魚には鉄分が、小魚にはカルシウムも豊富に含まれ、さらにビタミンDの重要な供給源となっている。魚類は干物やかまぼこなどの練り製品、缶詰などに、貝類は水煮や佃煮などに加工

される。イクラやタラコ、数の子などの魚卵は塩や調味料漬けなどに加工される。

(2) 海藻類

海藻類は低エネルギー食品で、カロテンやビタミンB群などのビタミンや、カルシウムやヨウ素などのミネラル類を豊富に含んでいる。海苔やわかめ、ひじき、昆布などがあり、佃煮や乾燥品に加工されるほか、テングサは寒天に加工される。

4 その他各食品の種類と加工について

(1) 油脂類

油脂類は大きく2つに分けると、常温で液体の油(oil)と固体の脂(fat)がある。液体の油は不飽和脂肪酸が多い植物性油、油脂(大豆油、菜種油、ごま油、オリーブオイルなど)や魚油があり、固体の脂では飽和脂肪酸を多く含む動物脂(バター、ラード〈豚脂〉、ヘット〈牛脂〉)などがある。植物性油脂にはビタミンEが豊富に含まれている。

(2) その他

調味料では砂糖や塩をはじめとし、大豆加工品である味噌・しょう油、米などの穀類を主原料とする食酢などがある。トマトを主原料としたトマトケチャップ、卵や植物性油を主原料としたマヨネーズ、その他ウスターソースなどの調味料があり、香辛料としてはコショウやわさび、からし、カレー粉などがある。嗜好飲料としては緑茶、紅茶、コーヒー、果汁飲料、炭酸飲料、スポーツ飲料があり、その他アルコール飲料がある。菓子類は和菓子、洋菓子、中華菓子があり、国や地域の食文化や風土などが反映されたものも多く、柏餅や雛あられなどの行事菓子としての位置づけのものもある。

第3節 栄養を補うための食品

1 栄養機能食品

　栄養機能食品とは、食生活の乱れや高齢化などにより通常の食生活を行うことが難しく、1日に必要な栄養成分を摂ることが困難な場合に13種類のビタミンや6種類のミネラル、n-3系脂肪酸など20種類の栄養素を補給するために利用される食品のことである。栄養機能食品の対象食品は消費者に販売される容器包装に、「栄養成分の機能」や「摂取方法および摂取するうえでの注意事項」が表示されている。サプリメントとは異なり、通常の形状の食品（例：牛乳やコーンフレークなど）にビタミンやミネラルを添加した食品である。

2 サプリメント

　栄養補助食品はサプリメントとも称され、特定の栄養（ビタミン、ミネラル、たんぱく質、アミノ酸など）を補うためのものである。カプセルや錠剤の形をしたものもあるが、薬品ではなく「食品」に分類される。サプリメントは多量摂取により疾病が治癒したり、より健康が増進するものではなく、一日の摂取目安を守り、日々の食生活は主食、主菜、副菜を基本に食事のバランスを取ることが大切である。

第4節 食品の選び方

1 食品の旬

　食品には野菜類、畜肉類、魚介類などの「生鮮食品」と、保存がきく

「加工食品」がある。生鮮食品には「旬」があり、栄養的にも価値が高いものが多く、発育期の子どもには鮮度の良い生鮮食品を用いることで、味覚の育成にもつながると考えられる。四季折々の旬の食材を生かした献立を考えるようにすると良い。

2　食品表示

(1) 食品表示

　食品表示は、名称、添加物等を含む原材料名、内容量、保存方法およびアレルギー物質などの情報の記載が法律で定められている。

(2) 賞味期限と消費期限

　「賞味期限」とは、指定の方法（冷暗所、10℃以下など）で保存した場合にすべての品質を十分保持できる期間をいう。適正な保存をしていた食品は賞味期限を少し過ぎても食べることはできるので、食品を無駄にしないことも大切である。「消費期限」とは、賞味期限と異なり、弁当や惣菜など期限を過ぎると急激に劣化する食品に記載されている期限表示である。よって期限は厳守することが大切である。

第5節　食品のマーク

1　特別用途食品

　特別用途食品とは、乳児、幼児、妊産婦、および病者などの発育、健康の保持・回復などに適する特別の用途を表示し販売される食品であり、特別用途食品のマークが包装容器に表示されている（次頁**図表6-2**）。調製粉乳やベビーフードも特別用途食品の一つである。

2　特定保健用食品

特定保健用食品は「トクホ」とも呼ばれ、**図表6-2**のマークが表示されている。身体の生理学的機能などに影響を与える成分を含み、個々の製品ごとに国の研究機関で食品の機能を評価し、認められた食品は効果を表示することができる。例えばオリゴ糖は「おなかの調子を整える」、大豆イソフラボンは「骨の健康が気になる方へ」などの表示が許可されている。

3　JAS規格

JAS規格制度は、農林水産大臣が制定した日本農林規格（JAS規格）による検査に合格した製品に、JASマーク（**図表6-2**）をつけることを認める制度である。この規格に合格した食品等の製品にJASマークが付けられ、出荷、販売される。強制ではなく、マークが付いていない商品もある。

図表6-2　食品のマーク

特別用途食品のマーク

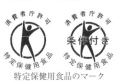
特定保健用食品のマーク

JASマーク

出典：消費者庁HP健康や栄養に関する表示の制度について　http://www.caa.go.jp/foods/pdf/foods_index_4_161013_0002.pdf（特別用途食品）http://www.caa.go.jp/foods/pdf/foods_index_4_161013_0001.pdf（特定保健用食品、特定保健用食品条件付き）JAS規格について農林水産省www.maff.go.jp

【引用・参考文献】
医歯薬出版編『日本食品成分表2017七訂 本表編』医歯薬出版、2017年
喜多野宣子・近藤民恵・水野裕士『食べ物と健康Ⅰ－食品成分を理解するための基礎－〔第2版〕』（健康・栄養素教科書シリーズ③）化学同人、2016年
喜多野宣子・上村昭子・久木久美子編『食べ物と健康Ⅱ－知っておきたい食品素材と加工の基礎－〔第2版〕』（健康・栄養素教科書シリーズ④）化学同人、2016年

（喜多野 宣子）

第7章 調理演習

第1節 調理演習

1 炊飯方法

(1) 白飯

①洗米…吸水量の多い1回目の水洗いに時間をかけないように気をつける。ぬかの臭いが吸収されないようにたっぷりの水で手早く研ぎ、すぐに水を取り替える。その後2〜3回研げば十分である。

②水加減…米の重量の1.5倍、または体積の1.2倍。新米は水分が多いので、重量の1.3倍、同体積にするとよい。

③浸漬（吸水）…米粒の中心までしっかり吸水させる。研いですぐに炊くと表面だけ煮えて中は芯が残る。水温にもよるが、夏は30分、冬は1時間くらい浸ける。この浸漬により米の20〜30％の水が吸収される。

④加熱…鍋なら、沸騰するまで強火→弱火で10〜15分→強火で5秒

⑤蒸らし…米の糊化（α化）を完全にするために、消化後10分くらい蒸らす。すると表面の水も吸収されて米の芯まで軟らかくなる。

おいしく炊きあがった米の含水量は65％、米の重量の2.3倍になる。

(2) お粥

使用する鍋は保温性が高く、米にゆっくりと火を通すことができる土鍋がよい。無ければできるだけ分厚い鍋を使う。炊飯方法はご飯を炊く手順の弱火の部分を、蓋をずらして1時間ほどかけてじっくりと炊く。離乳食で少量だけ作りたい場合は、炊飯器でご飯を炊くときの中心部に、

背の高い湯呑みに米と水を入れたものを置き、一緒に炊くとお粥ができて便利である。

図表7-1 粥の配合割合

種類	米（C）	水（C）	米に対する水の量（倍）
全がゆ（5倍がゆ）	1（160g）	5～6	5～6
七分がゆ	5/7（115g）	5	7
五分がゆ（10倍がゆ）	1/2（80g）	5	10
三分がゆ	1/4（40g）	5	20
おもゆ	10～13倍の水で炊いて濾したもの（上澄み）		

※粥の出来上がり量はいずれも約800g前後になる

出典:筆者作成

2 出汁の取り方

(1) 出汁の利点

しっかりと出汁を効かせて調理をすることにより、その他の調味料が少なくなるので減塩につながる。また、香りも良いので嗅覚が研ぎ澄まされ食欲もわく。できるだけ化学調味料に頼らず、乳幼児期から出汁のうま味を味わわせると、味覚の発達にもつながる。

(2) うま味の相乗効果

鰹節のうま味成分であるイノシン酸と昆布のうま味成分であるグルタミン酸をそれぞれ単独で使うより、両方を混ぜ合わせたほうが、うま味が強くなる。これをうま味の相乗効果という。

図表7-2　出汁の種類と取り方

種類	用途	うま味成分	使用量（水量に対して）	取り方
鰹節	吸い物	イノシン酸	2〜4％（一番出汁）	沸騰した湯に鰹節を入れてすぐに火を止めサラシ等で濾す
	煮物 みそ汁		4〜8％（二番出汁）	一番出汁を取った後の鰹節に水を加えて沸騰後に濾す
昆布	鍋物 煮物	グルタミン酸塩 マンニット	2〜5％	汚れを拭いた昆布を水に1時間ほど浸けて火にかけ沸騰直前に取り出す
煮干し	みそ汁	イノシン酸	3％	頭とはらわたを取った煮干しを水に1時間ほど浸けて火にかけ沸騰後5分ほど煮て濾す
干し椎茸	煮物	グアニール酸	1％	洗った干椎茸を水に浸け軟らかくなったら戻し汁を取る

出典:筆者作成

3　野菜の切り方

(1) 切り方を変える利点

　同じ野菜でも切り方が違うと、食感や味の染み方、見た目、さらには食欲までも変わってくる。また、調理法や料理によって切り方を変えるとバリエーションも増える。子どもが苦手とする野菜でも、切り方が変わるだけで食べられることがあるので、いろいろな切り方を習得しておくとよい。

(2) 包丁の扱い方

　包丁はよく砥いだ刃が付いたものを使用する。切れない包丁は無駄な力が入って怪我をする危険が増す。切り方により、菜切り包丁やペティナイフ等を使い分けるとなおよい。また、衛生面にも気をつける。

野菜の切り方

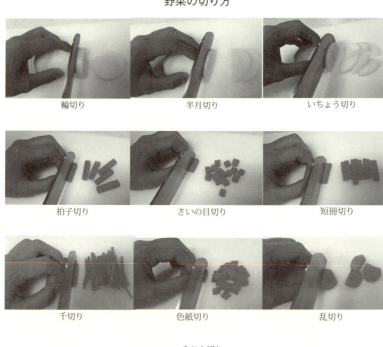

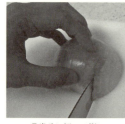
①半分に切って縦に
　切り込みを入れる

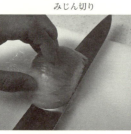
②横に切り込みを
　3〜4本入れる

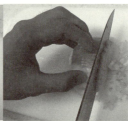
③細かく刻む

出典:筆者撮影

第2節 幼児食を作る

1 子どもからおとなへ おとなから子どもへ

(1) 幼児食とおとなの献立の違い

　乳幼児の消化機能が成人とほぼ同じぐらいまで発達するのは、炭水化物が3歳頃、たんぱく質が1歳頃、脂質が2、3歳頃である。また、腸管の免疫機能の発達は2、3歳頃である。さらに、乳歯が3歳頃までには上下10本ずつ揃うが、咀嚼力はまだ弱い。そのため、離乳食が完了してもすぐにおとなと同じものが食べられるわけではないので、食材の見極めや調理法の配慮が必要である。

　例えば、おとなの献立を子どもに使う場合には、肉は脂身が多い部分は避けて赤身を使う、菜種油やオリーブ油などの良質な油を使う、繊維の多い根菜類などは食べやすく切る、味の濃い料理は調味前に取り分けて別鍋で軟らかく煮る、などの方法がある。子どもの調理法に合わせると、やわらかすぎるなど物足りなさを感じるかもしれないが、薄味に慣れることにより健康的になり、子どもと同じものを食べることでコミュニケーションも育まれる。

(2) 注意が必要な食材

〈誤嚥しやすいもの〉

　こんにゃく・大豆・白玉だんご・ミニトマト・ピーナツ・飴・餅 など。
　気管に入りやすく、喉に詰まると窒息の恐れがある。少しずつ食べさせたり、細かく刻んでとろみをつけたりするとよいが、食べさせる場合は注意して観察する。

〈アレルギーの危険があるもの〉

卵・牛乳・小麦・大豆・ピーナツ・そば・甲殻類・魚介類・キウイ など。

初めて食べる食材は少しずつ与える。一度に２品以上が重なると何がアレルギー原因か分かりにくいので１品ずつのほうがよい。

〈嗜好性、刺激性の強いもの〉

チョコレート・カレー（おとな用）・香辛料（コショウ・七味など）・スナック菓子・カフェイン飲料（コーヒー・紅茶・緑茶など）など。

糖分、塩分、脂分が多い食品はくせになりやすく、摂り過ぎで肥満や生活習慣病につながる恐れがある。素材の味を活かした薄味に慣れさせる。

〈食中毒の危険があるもの〉

生もの・はちみつ・甲殻類・青魚 など。

生魚や生肉は食中毒の心配があるので、しっかりと加熱して食べさせるほうが安全である。刺身は３歳頃〜。はちみつはボツリヌス菌による食中毒があるため、１歳までは含まれる食品や加熱したものであっても絶対に与えてはいけない。

(3) **分量の展開**

子どもの胃は小さく一度にたくさんの量は食べられないので、３〜５歳児はおとなの約2/3量、１〜２歳児はおとなの約1/2量、生後12〜18ヵ月頃はおとなの約1/3量にするとよい。

図表7-3　おとなから幼児への分量の展開例

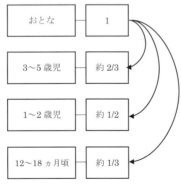

出典:筆者作成

(4) 食中毒予防の三原則

乳幼児は抵抗力が弱いので食中毒に感染する危険性が高いため、調理には十分に気を付けなければいけない。

『食中毒菌の付着防止』…正しい手洗い！清潔！

『食中毒菌の増殖防止』…適正な保存温度、保存時間の管理！

『食中毒菌の殺菌・消毒』…中心部までしっかり加熱！

＜食中毒菌の繁殖三条件…温度・水分・栄養＞これらを増やさない！

2　献立例と作り方

例は3～5歳児1人分を示す。

＜エネルギー 426kcal・タンパク質18.4g・脂質10.1g＞

ごはん　精白米50g　水75cc

サケのパン粉焼き

鮭切り身40g

パン粉大さじ2

マヨネーズ小さじ1

塩少々

青のり適量

ブロッコリー30g

ミニトマト10g

＜作り方＞

①ボウルにパン粉・マヨネーズ・塩をポロポロになるまで混ぜ合わせる。

②①を鮭に塗るようにのせてグリルで焼き色がつくまで焼き、青のりをかける。

③お皿に盛り付け、湯がいたブロッコリーと洗ったミニトマトを添える。

サツマイモのヒジキ煮

サツマイモ30g

ヒジキ（乾燥）1g

人参10g

インゲン3g

白ごま1g

ごま油小さじ1/2　出汁100ml

醤油小さじ1/2　砂糖小さじ1

①サツマイモは拍子切りにして水にサッとさらす。人参は短冊切り、ヒジキは水で戻してザルに上げてしっかり水を切る。

②鍋にごま油を熱して、ヒジキを炒める。油がまわったら醤油・砂糖を加える。沸いたら出汁・サツマイモ・人参を加え、軟らかくなって煮汁がほぼ無くなるまで煮詰め、白ごまを混ぜる。

③器に盛り付け、湯がいて小口切りにしたインゲンを散らす。

ホウレン草のカツオ和え

ホウレンソウ30g

鰹節1g

醬油小さじ1/3　酢小さじ1/2

豆腐のみそ汁

絹ごし豆腐20g

玉葱10g

シメジ10g

ミツバ3g

出汁120ml

みそ大さじ1/2

①ホウレンソウは洗って湯がき、水にさらして適当な幅に切り、しっかり絞る。
②鰹節・醬油・酢と和え、器に盛る。

①冷めた出汁に薄切りにした玉葱を入れて火にかけ、沸いたらほぐしたシメジを加える。
②火が通ったらみそを溶き入れ、1cm角に切った豆腐を加える。
③沸く直前に2cmぐらいに切ったミツバを加えてすぐに火を止め、椀に盛る。

【引用・参考文献】

厚生労働省「保育所における食事提供のガイドライン」
　　＜www.mhlw.go.jp/bunya/kodomo/pdf/shokujiguide.pdf＞
　　（2017.10.24最終アクセス）
文部科学省「日本食品標準成分表2015年版（七訂）」
　　＜http://www.mext.go.jp/a_menu/syokuhinseibun/1365297.htm＞
　　（2017.10.25最終アクセス）
実教出版編修部著　安部サト他編修『イラスト調理BOOK－基本・応用・理論』実教出版、2010年
厚生労働省「食中毒」＜http://www.mhlw.go.jp/stf/seisakunitsuite/bunya/kenkou_iryou/shokuhin/syokuchu/index.html＞
　　（2017.10.24最終アクセス）

（佐藤純子）

第8章 出生前期の特徴と食生活

第1節 妊娠期の母体の変化

1 妊娠

　日本産科婦人学会によると、妊娠とは「受精卵の着床に始まり、胎芽又は胎児および付属物（卵膜、羊水、臍帯、胎盤）の排出をもって終了するまでの状態」と定義している。妊娠の成立は、卵巣から排卵された卵子が卵管内で精子と出会って受精し、3～5日かけて子宮腔内へと運ばれ、6～7日目に胞胚となった受精卵が着床した時点をいう。最終月経初日から妊娠を数えるので、月経周期14日目に排卵・受精したとすると着床を開始した時点ですでに妊娠満2週5～6日目となる。分娩予定日は最終月経の初日を0週0日として数え、満280日、40週0日目として計算する。

2 母体の変化と胎児の発育

(1) 妊娠中の胎盤・胎児の発育と栄養

　母体の変化と胎児の発育を次頁**図表8-1**に示した。胎盤では、母体血液と胎児血液が混ざることなく、臍の緒を通じて胎児の成長に必要な物質交換が行われる。母体側の酸素や栄養素（グルコース、アミノ酸、脂肪酸、ビタミン、ミネラルなど）、水は胎児へ移動し、胎児が代謝してできた老廃物や二酸化炭素は母体へ移動する。また、胎盤では妊娠維持や乳房の発育に必要なホルモンであるヒト絨毛性ゴナドトロピン、エストロゲン、プロゲステロンなどを合成・分泌している。

図表8-1　母体の変化と胎児の発育、食生活のポイント

	月	週	赤ちゃんの発育	母体の変化	食生活
初期	1	1	・身長約1cm、体重約1g ・まだ胎芽と呼ばれ、えらや尻尾のある魚状態	・排卵・受精・着床。 ・妊娠したことに気づかないことが多い ・人によってはつわりがはじまる	
		2			
		3			
	2	4	・頭と胴、手足や目と耳などができる ・まだ二頭身で各器官の分化も始まる ・超音波検査で心臓の拍動が確認できる ・脳や神経細胞の大半が作られる ・身長約2.5cm、体重約4g	・基礎体温の高温が続く ・つわりの症状が出る ・食欲不振、食物の好みが変わることがある ・このころまでが最も流産しやすい	〔つわりのとき〕 ①好きなものを少量ずつ何回にも分けて食べる ②空腹にならないように ③香辛料などを利用したり、冷たくしたりして料理の工夫を
		5			
		6			
		7			
	3	8	・胎芽から胎児へ（三頭身へ） ・耳の内耳は大人と同じになり、皮膚感覚もできてくる ・身長約9cm、体重約15g	・つわりもピーク! ・頻尿、便秘、腰痛など様々な症状が現れる	
		9			
		10			
		11			
	4	12	・胎盤が完成し、血液が体内を流れ始める ・胎児の性別判定が可能 ・胎児の耳がきこえるようになる ・身長約18cm、体重約120g	・つわりもおさまり食欲がでてくる ・血液量が増える ・基礎体温も徐々に下がり、身体も楽になる ・乳房が発達する ・15週頃に胎盤の基本構造が完成	①栄養バランスを考えた献立にして、3食とる習慣をつける ②特にたんぱく質、カルシウム、鉄、ビタミンの摂取を心掛ける ③間食は適度に ④さまざまな食品を摂取する、偏りのないようにする
		13			
		14			
		15			
中期	5	16	・髪や爪が生え、産毛は全身に生えてくる ・神経、骨、筋肉が発達 ・手足を自由に動かす ・運動も活発になり、心音が聞ける ・羊水を飲み尿もする ・身長約25cm、体重約300g	・胎動を感じることもある ・体重も急激に増え始め、下腹がやや目立つようになる	
		17			
		18			
		19			
	6	20	・脳のひだが増え、脳細胞ができあがる時期でもある ・指を吸って、母乳を吸う練習をする ・羊水も増え、羊水の中で動き回る ・まだ位置は固定しない ・身長約30cm、体重約650g	・体重はさらに増え、下腹部が目立つようになる ・ほとんどの人が胎動を感じるようになる ・乳房がますます発達する	〔体重の過剰増加や貧血の予防〕 ①菓子類は減らし、間食には牛乳や果物を摂る ②エネルギーを控え、良質のたんぱく質を十分にとるようにする
		21			
		22			
		23			
	7	24	・目を開けて光を感じることもある ・内耳の発達も完成し、音が聞こえる ・脳が発達し、体の動きをコントロールするようになる ・身長約35cm、体重約1,000g	・子宮底がおへその上まで上がってくる ・立ちくらみや腰痛、足のむくみ、静脈瘤などがあらわれる ・妊娠高血圧症候群が出やすくなる ・貧血になりやすい	
		25			
		26			
		27			
後期	8	28	・皮膚感覚の神経が完成。 ・温度の変化、衝撃が分かる ・聴覚が発達し、外の音に敏感になる ・頭を下にした胎位で安定する ・呼吸様運動もし、将来に向けて練習している ・身長約40cm、体重約1,500g	・妊娠線が出る ・大きくなった子宮に圧迫されて、胃や心臓が圧迫され、胃がつかえた感じや動悸がする ・乳首、外陰部が黒ずんでくる	〔食事が一度に摂れないとき〕 回数を増やして、少量ずつ摂るようにする 〔妊娠高血圧症候群の予防〕 ①脂肪少なめの魚肉を十分に摂る ②野菜、果物は多く摂る ③味は薄味で
		29			
		30			
		31			
	9	32	・男女の性器も発達し、精巣が陰嚢内に下降してくる ・脳波を出し脳皮質が機能する ・産毛も少なくなり皮下脂肪が付いて赤ちゃんらしい丸みをおびた姿に ・身長約45cm、体重約2,000g	・子宮底がみぞおちまで上がり、胃が圧迫される ・おなかが張ることも多くなり、尿の回数も増える ・おりものも増えてくる	①1回の食事量が減少するので4〜5回に分けて少しずつとるようにする ②野菜、イモ類などをとり、便秘を予防する ③ビタミンKの多いほうれん草、キャベツ、納豆、レバーなどの摂取を心がける
		33			
		34			
		35			
	10	36	・外形上の発育は完了する ・胎盤を通して免疫体を得る ・目はまだ虹彩がないので、光は眩しくて苦手 ・母親の声を認識するのが上手 ・四頭身となり、頭を下にして外へ出る順次をするので、お産近くになるとあまり動かなくなる ・身長約50cm、体重約3,000g	・妊娠前より約10kg増えている ・子宮が下がってきます。 ・胎児が下降するので、胃や心臓の圧迫はおさまり、食欲が出てくるが、逆に膀胱が圧迫され、頻尿になる ・おしるしから2〜3日後、（ない場合もある）規則的な陣痛が10分おきになったら、お産の開始!	
		37			
		38			
		39			
過期		40		予定日を2週間以上過ぎる（過期産）と、胎盤機能が低下し、そのまま放置すると胎児の状態が悪くなることもある。	
		41			
		42			
		43			

出典：［ハヴィガースト、1995］を基に筆者作成

(2) 妊娠に伴う母体の生理的変化

①体重

体重は胎児の発育と胎盤や羊水の増加、乳房の増大分、母体側の血液や貯蔵脂肪、組織液の増加により増える。しかし、必要以上の体重増加があると、妊娠高血圧症候群や合併症など発症しやすくなるため、体格に合わせた体重管理を行うことが大切である。妊娠中の望ましい体重増加量は、非妊娠時の体格（BMI）により3区分されている（**図表8-2**）。

図表8-2 体格区別 妊娠全期間を通しての推奨体重増加量

体格区分		推奨体重増加量
低体重（やせ） :	BMI 18.5未満	9〜12kg
ふつう :	BMI 18.5以上25.0未満	7〜12kg
肥満 :	BMI 25.0以上	個別対応

・体格区分は非妊娠時の体格による
・BMI＝体重(kg)／身長(m)^2
・体格区分が「ふつう」の場合、BMIが「低体重（やせ）」に近い場合には推奨体重増加量の上限側に近い範囲を、「肥満」に近い場合には推奨体重増加量の下限側に近い範囲を推奨することが望ましい。

・BMIが25.0をやや超える程度の場合は、おおよそ5kgを目安とし、著しく超える場合には、他のリスク等を考慮しながら、臨床的な状況を踏まえ、個別に対応していく

出典：［ハヴィガースト、1995］を基に作成

②泌尿器系

肥大した子宮や胎児の圧迫により、頻繁に尿意を感じるようになる。

③血液

妊娠中は、月経が止まるので鉄の損失量は少ないが、妊娠後期に入ると母体の循環血液量増加と胎児の発育により、鉄の要求量が高まる。このとき、赤血球量の増加に対して血漿の増加が著しく上回るため血液が希釈された状態となりヘモグロビン値が低下する（生理的貧血）ので、疲労を感じやすくなり、息切れやめまいを起こすこともある。

④乳腺

妊娠中に乳腺は約2倍の大きさになり、構造も完成する。また、胎盤などから分泌されるホルモンにより乳房に脂肪が沈着し乳房が増大する。

第2節 妊娠期の食生活と栄養

1 妊娠期の食生活

　妊娠期の食生活は、母体の健康と胎児の発育、さらに分娩、産褥の経過にとって重要な役割を果たしている（図表8-1）。妊娠期・授乳期に注意すべき食事内容や生活全般、体や心の健康における9つの項目が「妊産婦のための食生活指針」（「健やか親子21」推進検討会報告書：厚生労働省）で示されている（図表8-3）。このなかで、この時期に望ましい食生活が実践できるよう、何をどれだけ食べたらよいかをわかりやすくイラストで示した「妊産婦のための食事バランスガイド」や「妊娠期の至適体重増加チャート」が示されている。

図表8-3　妊産婦のための食生活指針

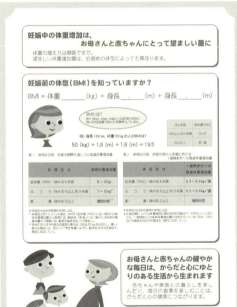

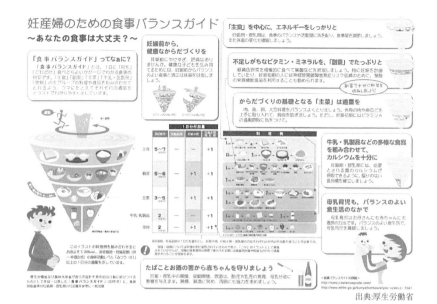

出典:厚生労働省

2 妊娠期の栄養の重要性

妊娠期の栄養(胎児期の栄養状態)は出生後も影響し、将来の生活習慣病発症との関連性も報告されている。妊娠期間、胎児の発育に必要な栄養素のすべては、妊娠期の母体から胎盤を通して補給され、この時期の適切な栄養摂取が母体と胎児の両方に影響があるため特に重要である。

3 妊娠期の食事摂取基準

「日本人の食事摂取基準(2015年版)」において妊婦が必要な栄養素の付加量は、非妊娠時の年齢階級別における食事摂取基準を基本に、そこへ胎児発育と妊娠の経過に伴う必要なエネルギーおよび栄養素を考慮して策定されている(次頁図表8-4)。

4 妊娠期に特に注意すべき栄養素や食品

(1) ビタミンAの過剰摂取

ビタミンAは上皮細胞、器官の成長や分化に関与するため、妊婦にとって重要なビタミンであるが、過剰摂取により先天奇形が増加するこ

図表8-4 妊婦の食事摂取基準（付加量、目安量）

エネルギー				推定エネルギー必要量		
エネルギー		(kcal/日)	初期	+50	身体活動レベル	
			中期	+250	Ⅰ〜Ⅲともに同じ値	
			後期	+450		

栄養素				推定平均必要量	推奨量	目安量
たんぱく質		(g/日)	初期	+0	+0	
			中期	+5	+10	
			後期	+20	+25	
脂質	n-6系脂肪酸	(g/日)				9
	n-3系脂肪酸	(g/日)				1.8
ビタミン	脂溶性	ビタミンA	(μgRAE/日) (初期・中期)	+0	+0	
			(μgRAE/日) (後期)	+60	+80	
		ビタミンD	(μg/日)			7.0
		ビタミンE	(mg/日)			6.5
		ビタミンK	(μg/日)			150
	水溶性	ビタミンB_1	(mg/日)	+0.2	+0.2	
		ビタミンB_2	(mg/日)	+0.2	+0.3	
		ビタミンB_6	(mg/日)	+0.2	+0.2	
		ビタミンB_{12}	(μg/日)	+0.3	+0.4	
		葉酸	(μg/日)	+200	+240	
		パントテン酸	(mg/日)			5
		ビオチン	(μg/日)			50
		ビタミンC	(mg/日)	+10	+10	
ミネラル	多量	カリウム	(mg/日)			2,000
		マグネシウム	(mg/日)	+30	+40	
		リン	(mg/日)			800
	微量	鉄	(mg/日) (初期)	+2.0	+2.5	
			(mg/日) (中期・後期)	+12.5	+15.0	
		亜鉛	(mg/日)	+1	+2	
		銅	(mg/日)	+0.1	+0.1	
		マンガン	(mg/日)			3.5
		ヨウ素	(μg/日)	+75	+110	
		セレン	(μg/日)	+5	+5	
		クロム	(μg/日)			10

推定平均必要量および推奨量は付加量、それ以外は目安量としている
付加量および目安量が設定されている項目のみ記載
エネルギー、タンパク質、ビタミンA、鉄の付加量は妊娠初期・中期・後期に区分されている。
その他の栄養素は妊娠全期間を通して一定の付加量が設定されている

出典:筆者作成

とが報告されている。妊娠3カ月以内または妊娠を望む女性に対して、レバーや栄養機能食品、サプリメントなどのビタミンA含有量の多い食品を摂りすぎないよう注意が必要である。

(2) 葉酸の摂取不足

葉酸は、造血や細胞分化に関与するビタミンであるが、妊娠の1カ月以上前から妊娠3カ月までの間に葉酸の摂取量が不足すると、神経管閉鎖障害の発症リスクが上昇すると報告されている。そのため、妊娠を計

画している女性または妊娠の可能性がある女性は、まず食事で葉酸を十分に摂取し、不足する場合は栄養機能食品で補うことが勧められている。

(3) アルコール・カフェイン・薬・喫煙

妊娠中のアルコール摂取は、胎児性アルコール症候群や発達障害をもたらす場合があるので、妊娠を望むときから、禁酒が原則である。また、コーヒーやお茶に含まれるカフェインの多量摂取が低出生体重児や流産・早産のリスクを高めるとの報告もあるので、カフェインを多く含む飲料の多飲は控える。胎児の発育が盛んになっている妊娠初期の服薬は胎児死亡や奇形など、深刻な影響を与える。薬の種類や服薬時期により胎児への影響は異なるので、服用については医師の指示に従う。喫煙は、低出生体重児リスクと乳児突然死症候群（SIDS）のリスクを高める。受動喫煙による影響もあるので、妊婦だけでなく周囲も禁煙が原則である。

5 妊娠期における主なトラブルと食生活の留意点

妊娠前に低体重で、妊娠期の体重増加が9kg未満の場合は、低栄養状態になり、低出生体重児の出産リスクが高くなる。よって、少量でもエネルギーや栄養素を比較的多く摂取できる食材や調理法（炒める、揚げるなど）を選択する。また、妊娠前に肥満で妊娠期の体重増加が過剰な場合、妊娠糖尿病や妊娠高血圧症候群の発症や巨大児、帝王切開分娩のリスクが高くなる。

妊娠初期には、つわりがみられることが多く、悪心、嘔吐、食欲不振、嗜好の変化などの症状が現れる。食べられないことに神経質になりすぎず、食べられるものを少量ずつ、頻回に食事を摂り、水分補給も心掛けるようにする。また、調理過程で発生するにおいや、特定のもののにおいにより悪心を感じる場合、冷たくして食べるなどの食べ方を工夫をする。つわりの始まる時期や程度、おさまる時期の個人差は大きいが、ほとんどの場合妊娠週数が経過するにつれて症状は軽くなる。しかし、一部重症化し、脱水症状や栄養障害、代謝障害などを起こす妊娠悪阻にな

る場合がある。

　妊娠中に起こる貧血は改善しないと、胎児の発育や多量出血、産後の回復が遅れる場合がある。よって妊娠前から貧血にならないように予防し、鉄の含有量が高い食品（レバーやひじき）の摂取に努める。その他、造血に関係する栄養素としては、鉄の吸収を促進する動物性たんぱく質やビタミンCのほか、葉酸やビタミンB_{12}や銅などがある。また、妊娠数週が経過するにしたがい、子宮や胃が大きくなり、腸を圧迫したり、妊娠中に増加するホルモンの影響で腸の働きが鈍くなり、便秘になりやすい。根菜類や豆、イモ、海藻、きのこなどの食物繊維を多く含む食材の摂取や適度な水分補給をすることが必要である。

　妊娠後期は、高血圧、たんぱく尿を伴う妊娠高血圧症候群や血糖値の上昇を伴う妊娠糖尿病になりやすい。妊娠高血圧症候群は子宮内胎児発育不全や胎児死亡の原因になるので、肥満を避け、油や塩分、糖分の多いもの、外食などは控え、良質のたんぱく質を摂り、適度な運動を行いストレスも避けることが必要である。妊娠糖尿病では胎児奇形や巨大児分娩のリスクが高くなるので、食事療法や運動療法、インスリン治療などを行う。よって血圧や血糖値の適正な管理が必要である。一方、妊娠前から糖尿病である女性が妊娠した場合の糖尿病合併妊娠は妊娠後さらに糖尿病の状態、とくにその合併症が悪化する可能性があり、胎児にも影響する。よって、糖尿病の女性が妊娠を希望する場合は、妊娠前から血糖管理をして、主治医と相談の上、計画妊娠することが勧められる。

【引用・参考文献】

飯塚美和子・瀬尾弘子・曽根眞理枝・濱谷亮子編著『最新子どもの食と栄養－食生活の基礎を築くために－』学建書院、2016年

「日本人の食事摂取基準（2015年版）策定検討会」報告書（厚生労働省）〈http://www.mhlw.go.jp/stf/shingi/0000041824.html〉

e-ヘルスネット情報提供（厚生労働省）〈https://www.e-healthnet.mhlw.go.jp/information/〉

食品に含まれるカフェインの過剰摂取についてQ＆A（厚生労働省）
〈http://www.mhlw.go.jp/stf/seisakunitsuite/bunya/0000170477.html〉

　　　　　　　　　　　　　　　　　　　　　　　　　　　（小澤祐加）

第9章 授乳期・離乳期の心身の特徴と食生活

第1節 授乳期・離乳期の心身の特徴

　授乳期・離乳期は急速な身体の発育（成長）、運動機能および精神の発達を遂げる。この時期の健全な心身の発育（成長）・発達には、子どもに適した栄養と養育環境が大切である。

1　新生児・乳児期の特性

（1）身体発育
①身長・体重
　出生時の身長は約50cm、生後1年で約1.5倍の75cmとなる。身体発育の指標としては、乳幼児身体発育曲線を用いる。
　出生時の体重は約3kg、生後1年で出生時の約3倍の9kgとなる。出生後一時的に体重が10％前後減少する。これを生理的体重減少という。原因としては、胎便や尿の排泄、不感蒸泄、母乳不足とされ、7～10日で出生時の体重に戻る。
②頭囲・胸囲
　出生時の頭囲は約33cm、生後1年で45～46cmとなる。出生時の頭蓋骨には間隙（大泉門、小泉門）があり、小泉門は生後3～6カ月頃に閉鎖、大泉門は生後1歳～1歳6カ月頃に閉鎖する。大泉門の早期閉鎖は小頭症などが疑われ、閉鎖遅延はくる病や水頭症が疑われる。
　出生時の胸囲は約33cm、生後1年で約45cmとなる。胸囲は栄養状態を反映することから乳児の栄養状態を知るのに役立つ。

(2) 運動機能

新生児の大脳の機能は未熟なため、行動の大部分は反射によるものである。母乳を吸う（吸綴反射）、指を握る（把握反射）などは生まれつき備わった原始反射である。その後、身体や神経系の発達とともに運動機能が発達する。生後4カ月で首が座り、7カ月で寝返り、8カ月で座位、10カ月でつかまり立ち、1年で伝い歩きなどの粗大運動が発達する。また、模写や人物画を描くなど、手を使い、目と手の協調運動である微細運動が発達する。

(3) 精神発達

精神機能の発達は、知能や思考と社会性（適応）や情緒面の変化から観察できる。授乳期・離乳期の精神面の特徴は、神経、感覚、運動機能などの成熟とともに、表情も豊かになり、言語、情緒、社会性などめざましく発達することである。この時期は、大脳皮質が未発達なため情緒や興奮のコントロールが出来ない。情緒は環境に左右されやすい傾向にあり、性格形成にも大きく影響することから母親（養育者）など安定した人間関係の中で信頼感を獲得していく。2歳頃になると自我が芽生え、自己主張が強まり反抗期を迎える。また、偏食や食欲不振が起こりやすくなる。

第2節 授乳期の栄養と食生活

生後5カ月頃までの乳児は、母乳または育児用ミルクにより栄養が摂取される。乳汁の種類に関わらず、母子・親子の健康維持、健やかな関係づくりを通して食べる意欲の基礎を培っていく。

授乳による栄養法には、母乳のみからエネルギーや栄養素等を摂取する母乳栄養、母子の健康上の理由や母乳不足で母乳以外の乳汁からエネルギーや栄養素等を摂取する人工栄養、また、母親の就労や母乳不足な

どの理由で母乳と育児用ミルクを組み合わせた混合栄養がある。

1 母乳栄養

(1) 乳汁分泌のメカニズムと成分の変化

妊娠初期よりエストロゲン、プロゲステロンにより乳腺が発達する。分娩後、これらのホルモンの分泌が低下し、乳児の吸啜刺激により下垂体前葉よりプロラクチン（乳汁産生）、下垂体後葉よりオキシトシン（射乳反射）が分泌し、母乳が分泌される。

分娩後3～5日頃までに分泌される母乳を初乳といい、分娩後10日以降の母乳を成乳という。初乳が成乳に移行する期間の母乳を移行乳という。初乳は、成乳と比べ黄白色を呈し、粘稠性があり、感染防御作用のある白血球やラクトフェリン、ラクトグロブリンなど、神経系の発達に必要なタウリンなどのたんぱく質を多く含む。成乳は白色を呈し、粘稠性はないが乳糖は多い。

(3) 母乳栄養の利点

母乳の利点として、①消化吸収率が良い、②利用効率が高い、③乳幼児突然死症候群のリスクが低い、④アレルギー疾患の発症抑制、⑤腸内病原菌繁殖抑制、⑥感染抑制物質を含み感染症を予防、⑦産後の母体回復を促進、⑧母子の情緒の安定（愛着形成）、⑨安全性、衛生的、簡便性、経済性に富むなどがあげられる。

(4) 母乳栄養の問題点

①新生児生理的黄疸

生後2～3日に現れ7～10日で消退していく。母乳に含まれるビリルビンの代謝を阻害する因子により黄疸がみられる。

②新生児・乳児ビタミンK欠乏性出血症

生後7カ月までに発症する新生児ビタミンK欠乏性出血症（新生児メレナ）と生後1～2カ月ころに発症する乳児ビタミンK欠乏性出血症がある。母乳中にはビタミンK含有量が少ないため、ビタミンKを多く含

む緑黄色野菜、豆類などを多く摂取するよう心がける。現在は、ビタミンK$_2$シロップの経口投与が実施され、発症を予防している。

　③母親の飲酒と喫煙の影響

　母親が飲酒した場合、母乳中にアルコールが移行する。また、プロラクチンの分泌量が低下し、母乳分泌量の減少を招く。喫煙は母乳の分泌量や成分組織に影響を及ぼすことが明らかになっている。授乳中の飲酒と喫煙は禁止とする。

　④ウィルス感染症

　成人T細胞白血病（ATL）、AIDS（HIV：ヒト免疫不全ウィルス感染症）は母乳感染するため人工栄養が勧められている。

　⑤授乳障害と授乳禁忌

　乳児側の障害として、乳児の哺乳力が弱い、口蓋奇形、低出生体重児、脳障害などがある場合は授乳できないため搾乳して与える。母親側の障害としては、乳頭の奇形、乳腺炎、乳頭亀裂などがある。授乳禁忌としては、母親が結核、伝染病など感染するおそれのある場合や悪性腫瘍、糖尿病、慢性腎炎、甲状腺機能亢進症、心臓病、精神病、てんかんなどの薬を服用している場合は、授乳を中止する。

(5) 授乳方法の実際

　母乳栄養は乳児にとって、もっとも好ましい栄養法である。母乳は、乳児の生活リズムに合わせて、欲しがるときに欲しがるだけ与える自律授乳が望ましい。

　①授乳間隔と回数

　生後1週間の母乳の分泌量は極めて少量であり、授乳間隔は定まらず、乳児が欲しがるときに頻繁に授乳する。生後1カ月すると母乳分泌量が多くなり、授乳のリズムができ、3時間間隔になる。生後3カ月ころには3時間半、その後4時間の間隔となり、1日6～7回の授乳回数となる。

　②授乳時間

　1回の授乳時間は、10～15分程度である。30分経っても哺乳をやめ

ない場合は母乳不足を疑う必要がある。

③母乳の飲ませ方

しっかりと抱いて、目と目をあわせ微笑みながら優しい声かけをするなど、ゆったりとした気持ちで授乳を行う。授乳が終わったら縦に抱いたまま、あるいは肩に抱きかかえるようにして軽く背中をたたいて排気（げっぷ）をさせる。授乳後、残った乳は搾り乳房は空にしておく。

④母乳の保存

母乳を保存する場合、24時間以内であれば冷蔵（4～5℃）、それ以上は冷凍母乳（-20℃）とする。冷凍母乳を解凍しても、栄養成分や免疫物質にはほとんど変化はみられない。解凍する際、熱湯や電子レンジを用いると栄養成分や免疫物質が破壊されるため、水またはぬるま湯につけて解凍し、哺乳瓶に移し湯せん（40℃）で温める。細菌などの汚染を防ぐために、衛生面に配慮し搾乳、保存、解凍などを行う必要がある。

⑤母乳育児の支援

「母乳育児成功のための10か条（WHO/UNICEF、1989年）」が提唱され、母乳育児が世界的にも推進されている。また、授乳を通して健やかな子どもを育てるため「授乳の支援を進める5つのポイント（厚生労働省、2007年）」が示され、「育児」の支援が実施されている。

2　人工栄養

我が国の人工栄養は主に育児用ミルクで行われている。育児用ミルクには、調整粉乳、市販特殊ミルク、市販外特殊ミルクがある（次頁図表9-1）。

調乳法には、家庭などで消毒した哺乳瓶を用い1回分ずつ調乳する無菌操作法と、病院や保育園など1日分をまとめてつくり飲む直前に加熱消毒する終末殺菌法がある。いずれも調乳後2時間以内に使用しなかったミルクは廃棄する。最新の衛生基準で製造された乳児用ミルクでも、無菌の製品ではなく、正しい調乳と取り扱いをしなければ重い感染症

（原因菌：Enterobactar sakazakii, Salmonella enteric）の原因となることに留意して調乳する。飲ませ方は、母乳と同様に母子のスキンシップが図れるよう授乳を行う。

図表9-1　育児用ミルクの種類と特徴

育児用ミルクの種類		特徴
調製粉乳	育児用調製粉乳	母乳の代替品
	フォローアップミルク	9カ月以降の牛乳の代用品で鉄分・ビタミンなどを多く含む
	低出生時用粉乳	出生体重1.5kg以下の乳児に用いる
市販特殊ミルク	ミルクアレルゲン除去粉乳	牛乳たんぱく質を含まない粉乳
	大豆たんぱく質調整粉乳	大豆を主原料としたミルクアレルギー用粉乳
	無乳糖粉乳	乳糖を含まない粉乳
	低ナトリウム粉乳	心臓、腎臓、肝臓疾患用ミルクで、ナトリウムを1/5以下に減量
	MCT乳	脂肪吸収障害用ミルクで中鎖脂肪酸のみを用いた粉乳
市販外特殊ミルク	登録特殊ミルク	先天性代謝異常症用ミルク
	登録外特殊ミルク	特殊ミルクを各メーカー無料で提供
	薬価収載の特殊ミルク	医薬品として薬価収載されたもの（医師の指示）

出典:筆者作成

第3節　離乳期の栄養と食生活

「離乳とは、母乳または育児用ミルクなどの乳汁栄養から幼児食に移行する過程をいう」と定義されている。

離乳の必要性と役割は、1）成長・発達に必要なエネルギーと栄養素等の摂取、2）咀嚼や嚥下機能・消化機能の発達、生歯の促進、3）味覚、視覚、嗅覚、触覚、聴覚の発達、また、家族との楽しい雰囲気や心地よい食事により食べる意欲を育てる（精神発達）、4）正しい食習慣の形成などとされている。

1　離乳の支援のポイント

(1)　離乳の開始と完了

離乳の開始とは、なめらかにすりつぶした状態の食物を初めて与えた時をいう。その時期は生後5・6カ月頃が適当である。発達の目安としては、首の座りがしっかりしている、支えてやると座れる、食べものに

興味を示す、スプーンなどを口に入れても舌で押し出すことが少なくなる（哺乳反射の減弱）などがあげられる。

離乳の完了とは、形のある食物をかみつぶすことができるようになり、エネルギーや栄養素の大部分が母乳または育児用ミルク以外の食物からとれるようになった状態をいう。その時期は生後12カ月から18カ月頃である。なお、咀しゃく機能は、奥歯が生えるにともない乳歯の生え揃う3歳頃までに獲得される。

(2) **離乳食の進め方の目安**

離乳食の進め方については、「授乳・離乳の支援ガイド（厚生労働省）」を参考に、乳児の成長・発達の状況、健康状態、環境等を考慮した離乳食の内容や量とし、一人ひとりにあわせて進めていくことが重要である（次頁**図表9-2**）。

離乳食開始時（5・6カ月頃）には、アレルギーの心配の少ないおかゆ（米）から始め、慣れてきたらじゃがいもや野菜、果物、豆腐、白身魚などと食品の種類を増やしていく。7・8カ月頃には脂肪の少ない鶏肉やヨーグルトなど、食品の種類を増やし穀類、野菜、果物、たんぱく質性食品を組み合わせた食事としていく。生後9～11カ月頃には赤身の魚や豚肉、牛肉、レバーなどを取り入れて、鉄が不足しないように配慮する。なお、ハチミツやハチミツ入りの飲料・お菓子などの食品は乳児ボツリヌス症予防のため満1歳まで使わない。

2 ベビーフードの利用

市販されているベビーフードは500種類以上ある。種類は大きく分けてドライタイプ（フレーク、顆粒、粉末、フリーズドライ）とウェットタイプ（ビン詰め、レトルト）の2種類がある。利用する場合は用途にあわせて選択し、料理名や原材料が偏らないようにする。子どもの月齢や固さにあったものを選び、与える前には一口食べて味、温度、硬さの確認をする。また、食べ残しや作りおきはしない。

図表9-2 離乳食の進め方の目安

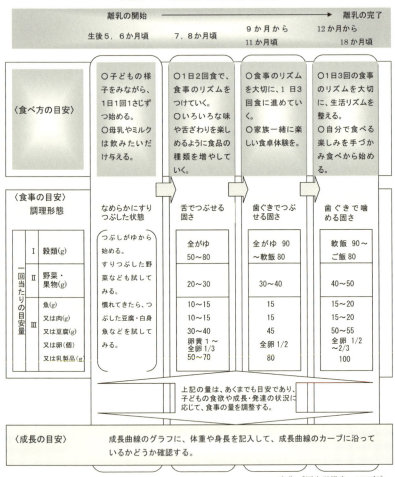

		離乳の開始 →→→→→→→→→→→→→→→→ 離乳の完了			
		生後5,6か月頃	7,8か月頃	9か月から11か月頃	12か月から18か月頃
〈食べ方の目安〉		○子どもの様子をみながら、1日1回1さじつ始める。○母乳やミルクは飲みたいだけ与える。	○1日2回食で、食事のリズムをつけていく。○いろいろな味や舌ざわりを楽しめるように食品の種類を増やしていく。	○食事のリズムを大切に、1日3回食に進めていく。○家族一緒に楽しい食卓体験を。	○1日3回の食事のリズムを大切に、生活リズムを整える。○自分で食べる楽しみを手づかみ食べから始める。
〈食事の目安〉調理形態		なめらかにすりつぶした状態	舌でつぶせる固さ	歯ぐきでつぶせる固さ	歯ぐきで噛める固さ
一回当たりの目安量	Ⅰ 穀類(g)	つぶしがゆから始める。すりつぶした野菜なども試してみる。慣れてきたら、つぶした豆腐・白身魚などを試してみる。	全がゆ 50〜80	全がゆ 90〜軟飯 80	軟飯 90〜ご飯 80
	Ⅱ 野菜・果物(g)		20〜30	30〜40	40〜50
	Ⅲ 魚(g)		10〜15	15	15〜20
	又は肉(g)		10〜15	15	15〜20
	又は豆腐(g)		30〜40	45	50〜55
	又は卵(個)		卵黄1〜全卵1/3	全卵1/2	全卵1/2〜2/3
	又は乳製品(g)		50〜70	80	100

上記の量は、あくまでも目安であり、子どもの食欲や成長・発達の状況に応じて、食事の量を調整する。

〈成長の目安〉 成長曲線のグラフに、体重や身長を記入して、成長曲線のカーブに沿っているかどうか確認する。

出典：[厚生労働省、2007年]

【引用・参考文献】
上田玲子編著『新版子どもの食生活』ななみ書房、2015年
厚生労働省「授乳・離乳の支援ガイド」2007年
髙内昌子監修『子どもの食と栄養［第2版］』保育出版社、2016年
吉田勉監修『応用栄養学［第2版］』（食物と栄養学基礎シリーズ8）学文社、2017年

(宅間真佐代)

第10章 幼児期の心身の特徴と食生活

第1節 幼児期における心身の発達と食生活

1 幼児期の心身の成長と発達

(1) 身体の成長

乳児期に比べ発育速度は緩やかになるが、5歳で体重は出生時の約6倍、身長は約2倍になる。この時期の体格は、幼児の身長体重曲線やカウプ指数を用いて判定する。

(2) 運動機能の発達

ひとりすわりから始まり、ひとり歩き、走る、跳ぶなど次第に活発な行動が可能になり運動量が増える。神経機能の発達が著しい時期なので、タイミングよく動いたり、力の加減をコントロールしたりするなどの運動を調整する能力が顕著に向上する。

(3) 食べる機能の発達

1歳半頃、第一乳臼歯（奥歯）が生え始め、噛むことを覚えていくが、口の容量も小さく、あごの発達も未熟である。3歳頃までに第二乳臼歯（残りの奥歯）が上下10本生え揃い、子どもの歯並びが完成し、本格的な咀嚼がスタートする。しかし、個人差も大きく咀嚼力はまだ不十分なため、成長に応じた調理形態の工夫が必要である

(4) 食行動の発達

1歳すぎになると、「自分でやりたい」欲求がでてきて、手づかみ食べをする時期である。その後、だんだんと目と手と口の協調ができるよ

うになり、食器・食具を使った食べる動きを覚え、スプーン食べに移行する時期となる。2歳頃までに、1人で食べられることを目標にするとよい。3歳頃は、手指、手首、腕の機能の発達に伴いほとんどがスプーンを使い、箸やフォークも使えるようになる。手のひら握りから指握り、鉛筆もち、箸の順に持てるようになっていく。5歳頃は、箸の使い方がうまくなるので、この頃に正しい箸の持ち方を完成させておくとよい。

(5) 消化機能の発達

でんぷんの分解酵素α-アミラーゼの分泌量は離乳期以降、年齢とともに上昇し、3歳頃に成人と同等レベルに達し、たんぱく質消化酵素の活性は生後12カ月の間に徐々に活性が増し1歳頃成人と同じくらい上昇する。また脂肪の分解酵素である膵リパーゼ活性の成熟は2～3歳頃、腸管の免疫機能は2～3歳頃成熟してくる。先天免疫（胎盤を通して胎児期に得た免疫）や母乳などから得る免疫物質の効果は乳児期までであり、幼児期に入ると自分の体内で後天免疫（獲得免疫）を得るようになるが、その獲得の速度は遅いため、細菌に対して抵抗力が弱い。

(6) 精神発達

この時期、言語、知能、情緒、社会性などの精神活動が発達する。1歳前後は自我の芽生えにより、なんでも自分で食べたがるようになり偏食も徐々にはじまる。2歳になると指先の動きも急速に発達するので、真似するようになるが、うまくいかずかんしゃくを起こして、反抗して自己主張をする第一反抗期（2～3歳）となる。3歳くらいになると社会性が芽生え、友達と一緒に食べることを楽しめるようになり、さらに知能、情緒が発達して、我慢することができるようになるので、しつけをするのもこの時期からが適している。4歳になると、嫌いなものも食べてみようとする。5歳になると社会性も発達し、食事をしながらコミュニケーションをとり、楽しむことができるようになる。

2 幼児期の生活習慣と栄養

(1) 食生活の状況と問題点

平成27年度乳幼児栄養調査によると、朝食欠食がみられる子どもは、就寝時刻が遅く、母親が朝食をほとんど食べていないなど、保護者の生活に影響され、生活リズムが乱れている場合が多い。幼児期は、基本的な生活習慣ができる時期なので、十分な睡眠や食をはじめとする生活リズムの基礎を作ることが大切である。また、子どもの基本的生活習慣の確立や生活リズムの向上につながる運動として早寝早起き朝ご飯国民運動（平成18年）が官民連携により展開されている。

(2) 幼児期の栄養

1～5歳は身体発育が盛んで、運動機能も発達し運動量が増すので、多くのエネルギーや栄養素が必要である。「日本人の食事摂取基準（2015年版）」では、幼児期の体重1kgあたりのエネルギー、タンパク質、鉄、カルシウムなどは成人に比べて2～3倍の量が設定されている（**図表10-1**）。

図表10-1 体重1kg当たりのエネルギー及び栄養素量

		エネルギー(kcal)	たんぱく質(g)	カルシウム(mg)	鉄(mg)
1～2歳	男	83	1.7	39	0.4
	女	82	1.8	36	0.4
3～5歳	男	79	1.5	36	0.3
	女	78	1.6	34	0.3
18～29歳	男	42	0.9	13	0.1
	女	39	1	13	0.2
30～49歳	男	39	0.9	9	0.1
	女	38	0.9	12	0.2

出典:筆者作成

子どもの1日の食事量の目安について、食事バランスガイドを活用する場合、家族（成人）の食事量から1日の食事量の目安を考える。成人の食事バランスガイドと比較すると、子ども（1歳）は主食、副菜、主菜はそれぞれ1/2弱程度、果物は1/2程度の割合が1日の目安の量になると考えられている。

3　間食の意義

(1)　幼児の間食は食事のひとつ

　幼児は多くの栄養素が必要な時期であるにも関わらず、消化器官の形態は小さく、機能発達も未熟であるため、1度に多くの食物を摂取することができない。3食だけでは1日に必要な栄養素を十分に補給することができないので、間食が必要になる。幼児にとって、間食は栄養補給の目的に加えて、心理的な楽しさやしつけ、食育のきっかけになる。水分補給を行うことも大切な意義となっている。間食の量は、一般的に1～2歳児で1日に必要なエネルギーの15～20％（100～200kcal）、3～5歳児で10～15％（150～280kcal）とされている。

(2)　間食の望ましい材料と内容

　穀類・イモ類・野菜・果物・牛乳・乳製品・卵などの、食事で不足するものや素材のもつ自然の風味を生かしたものが望ましい。

(3)　むし歯と間食

　むし歯は、歯垢の中に生息するミュータンス連鎖球菌が砂糖を餌として酸を生成し、その酸で歯の表面のエナメル質が溶かされることで起こるが、唾液を出すことで修復される。よって間食は不規則に何回も与えると、虫歯になりやすい状況になるので時間と量を決めて与える。糖質の頻回摂取は虫歯の原因となりやすいので、砂糖を多く利用した間食を控え、食後の口すすぎ、歯磨きをするよう心掛ける。特に糖分の中でも砂糖のう蝕誘発性が一番強く、市販菓子で高いものには、キャラメルやガム、チョコレートなどがある。平成28年歯科疾患実態調査結果を**図表10-2**に示した。

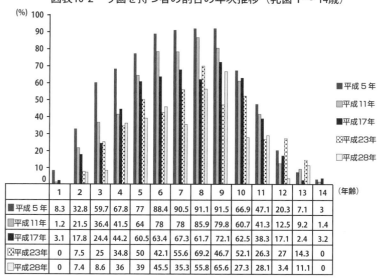

図表10-2 う歯を持つ者の割合の年次推移（乳歯1〜14歳）

(年齢)	1	2	3	4	5	6	7	8	9	10	11	12	13	14
平成5年	8.3	32.8	59.7	67.8	77	88.4	90.5	91.1	91.5	66.9	47.1	20.3	7.1	3
平成11年	1.2	21.5	36.4	41.5	64	78	78	85.9	79.8	60.7	41.3	12.5	9.2	1.4
平成17年	3.1	17.8	24.4	44.2	60.5	63.4	67.3	61.7	72.1	62.5	38.3	17.1	2.4	3.2
平成23年	0	7.5	25	34.8	50	42.1	55.6	69.2	46.7	52.1	26.3	27	14.3	0
平成28年	0	7.4	8.6	36	39	45.5	35.3	55.8	65.6	27.3	28.1	3.4	11.1	0

出典：厚生労働省「平成28年歯科疾患実態調査」

第2節 幼児期の食生活の問題点とその対策

　自己主張や社会性が芽生える時期なので、幼児期特有の食生活の問題（次頁**図表10-3**）に対応する必要がある。

1 遊び食べ、むら食い、食べるのに時間がかかる

　手づかみ食べが始まると、食べ物を握る、落とす、投げるなどの遊び食べがみられるようになる。これは、自分で食べ物を確認して学習している行動なので、食べる意欲を見守るためにも禁止しない。床が汚れてもいいように、ビニールシートを敷くなどの対策をする。また、食べる時間がかかることやむら食いをすることへの対策として、食事時間は30分程度で区切ることを心掛け、食事前は空腹か、食べている内容や調理

図表10-3 現在子どもの食事でこまっていること

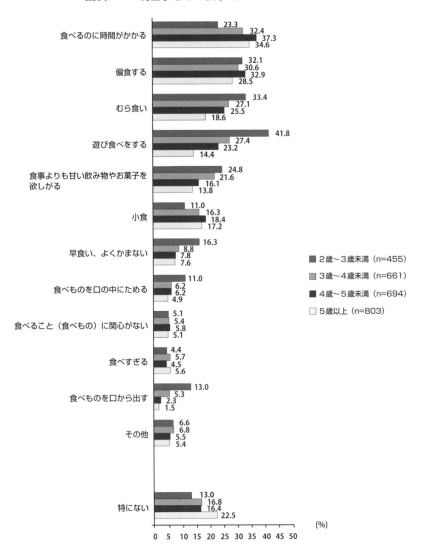

出典：厚生労働省「平成27年度乳幼児栄養調査結果」

形態が妥当かを検討する必要がある。

2 偏食

偏食は長期間特定の食材の好き嫌いが続いている状態で、一時的なものであることが多いので、正しい食習慣により克服できる。対策として、調理法や調理形態、盛り付けに工夫をしたり、食事前に空腹になるよう運動をしたり、楽しく食事をする雰囲気づくりをするなどがある。また、偏食を助長させないよう食事は強制的に食べさせないようにする。

3 食欲不振、小食

一時的に食べず、急に小食になる時期がある。発育が順調であれば心配はないが、エネルギー量やたんぱく質量が極端に不足する場合は、その原因を取り除くことを優先する。適度な運動と休養、十分な睡眠で生活リズムを整え、食欲を促すことが大切である。

4 窒息

窒息は、0～1歳までの歩き初めに多く、原因として多い食品が気管支に誤って入りやすいピーナッツなどの豆類や、丸い飴、餅などがある。仰向けに寝た状態や歩きながら、遊びながら食べることも窒息の原因になる。急停車する車や揺れる飛行機の中では食べさせないようにする。

【引用・参考文献】
　飯塚美和子・瀬尾弘子・曽根眞理枝・濱谷亮子編著『最新子どもの食と栄養－食生活の基礎を築くために－』学建書院、2016年
　厚生労働省「乳幼児身体発育調査」2010年
　　　〈http://www.mhlw.go.jp/toukei/list/73-22b.html#gaiyou〉
　厚生労働省「授乳・離乳の支援ガイド」2007年
　　　〈http://www.mhlw.go.jp/shingi/2007/03/s0314-17.html〉
　厚生労働省「日本人の食事摂取基準（2015年版）策定検討会」〈http://www.mhlw.go.jp/stf/shingi/0000041824.html〉
　食品安全委員会「食べ物による窒息事故を防ぐために」〈http://www.fsc.go.jp/sonota/yobou_syoku_jiko2005.pdf〉2009年

（小澤祐加）

第11章 学童期・思春期の心身の特徴と食生活

第1節 学童期・思春期の特徴

1 学童期の成長と発達

(1) 身体的成長

　学童期は、一般的に小学校1年から6年までの小学校在学期間をいう。
　学童期前半は、発育の増加量がほぼ一定であるが、後期になると第2次性徴期に入り、**図表11-1**のスキャモンの臓器別発育パターンに示されているように一般型の発育が著しい。同時に思春期を迎え、女子は、10歳頃から始まり、男子は12歳頃から始まる。これを「思春期スパート」ともいい男女の差がはっきり現れる。

図表11-1　スキャモンの臓器別発育パターン

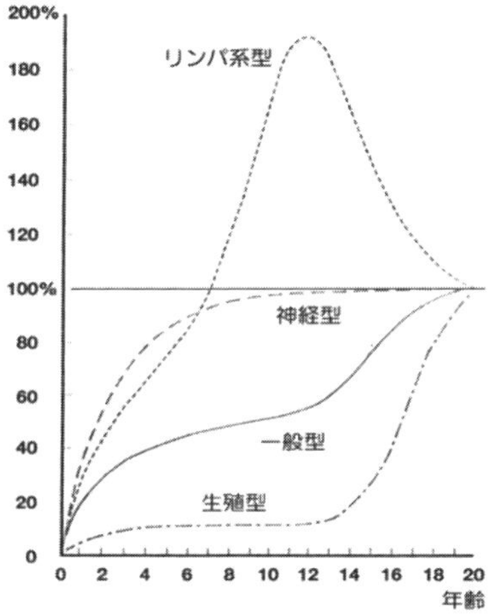

リンパ系型
胸腺、リンパ腺、腸リンパ体

神経型
脳とその部分、硬膜、脊髄、視覚器官、頭部の多くの次元

一般型
身体全体、外部的次元（頭部と頸部を除く）、呼吸器官と消化器官、腎臓、大動脈および肺動脈本幹、脾臓、筋肉全体、骨格全体、血液容積

生殖型
睾丸、卵巣、副睾丸、卵管、前立腺、前立腺尿道、貯精嚢

出典：［齋藤・髙橋、2011］を基に作成

(2) 精神的成長

学童期の情緒面は、前期にはまだ不安定な部分が残っているが、次第に安定性を増す。興味は、外面的、具体的なものから内面生活にも向けられるようになり、感情の興奮を抑えることや、自己について反省することが可能となり、社会生活への適応能力が向上する。知的な面では、ピアジェ（J.Piaget, 1896～1980）の具体的な思考「具体的操作期」から抽象的な思考「形式的思考操作期」へと移行していく。数概念は、中期になると急速に発達し、後期には抽象数を理解することができる。語数は、後期になると著しく増加してくる。形式的論理もある程度まで発達し、おとなの思考様式に近づいてくる。

2　食生活

(1) 学童期の栄養

学童期は、ほとんどの子どもが昼食学校給食を喫食している。学校給食を中核として家庭・地域と連携しながら食生活の改善を図っている。

学校給食の「学校給食摂取基準」**図表11-2**については、厚生労働省が定める「日本人の食事摂取基準（2010年版）」を参考とし、その考え方を踏まえるとともに、文部科学省が平成19年度に行った「児童生徒の食生活等の実態調査」や独立行政法人日本スポーツ振興センターが行った「平成19年度児童生徒の食事状況等調査」等の結果を勘案し、児童及び生徒の健康の増進及び食育の推進を図るために望ましい栄養量を算出したものである。したがって、本基準は児童生徒の1人1回当たりの全国的な平均値を示したものなので、適用に当たっては、個々の児童生徒の健康状態及び生活活動の実態並びに地域の実情等に十分配慮し、弾力的に運用する。また、学校給食のない日は、カルシウム不足が顕著である。カルシウム摂取に効果的である牛乳等についての使用に配慮することともに積極的に牛乳のほか乳製品、小魚等の使用を家庭に啓発している。

図表11-2 児童又は生徒1人1回当たりの学校給食摂取基準値

区　　　　分	基　準　値			
	（6歳〜7歳）	（8歳〜9歳）	（10歳〜11歳）	（12歳〜14歳）
エネルギー　（kcal）	530	640	750	820
たんぱく質（g） ※1範囲	20 （16〜26）	24 （13〜32）	28 （22〜38）	30 （25〜40）
脂質　（％）	学校給食による摂取エネルギー全体の25％〜30％			
ナトリウム （食塩相当量）（g）	2未満	2.5未満	2.5未満	3未満
カルシウム　（mg）	300	350	400	450
鉄　（mg）	2	3	4	4
ビタミンA　（μgRE）	150	170	200	300
ビタミB1　（mg）	0.3	0.4	0.5	0.5
ビタミB2　（mg）	0.4	0.4	0.5	0.6
ビタミンC　（mg）	20	20	25	35
食物繊維　（g）	4.	5.	6.	6.5
マグネシウム　（mg）	70	80	110	140
亜鉛　（mg）	2	2	3	3

出典:文部科学省平成25年1月30日告示（同年4月1日から施行）を基に筆者作成
※1範囲＝示した範囲内に収めることが望ましい範囲

（2）栄養状態の評価

　学童期の発育状態を知る目安としてよく使われているのはローレル指数である。これの注意点としては「判定結果」はあくまでも「目安」であるということで、中学1年前後では標準は約50％で全体的にやせ気味に推移するようである。思春期を迎える頃になると性別による違いが出てくる。スポーツなどで筋力も発達してくるので、筋肉質なのか脂肪太りなのかはこの計算では判定できない場合もある。極端な場合は病気の

原因ともなるので周囲の配慮も必要である。

＜ローレル指数＞　体格評価指数による評価

計算式：ローレル指数＝（体重（kg）／身長（cm）^{3}）×10^7

判定の目安	
痩　　せ・・・98〜117	やや肥満・・・149〜159
標　　準・・・118〜148	肥　　満・・・160以上

(3) 学童期の食事・食生活：食生活指針

「食生活指針」(2000年) 学童期の生活指針は、**図表11-3**のとおりである。指針では、学童期を「食習慣の完成期としての食事」として位置付けている。

図表11-3　学動期の食生活指針

食習慣の完成期としての食事　―学童期―
1. 1日3食規則的、バランスのとれた良い食事
2. のもう、食べよう、牛乳・乳製品
3. 十分に食べる習慣、野菜と果物
4. 食べ過ぎや偏食なしの習慣を
5. おやつには、いろんな食品や量に気配りを
6. 加工食品、インスタント食品の正しい利用
7. 楽しもう、一家団らんおいしい食事
8. 考えよう、学校給食のねらいと内容
9. つけさせよう、外に出て身体を動かす習慣を

出典:対象特性別食生活指針（成長期の食生活指針）
平成2年厚生省（現厚生労働省）策定

(4) 学校教育における食育

学校における食育の推進は、栄養教諭を中核として学級担任と連携し、給食時間はもとより各教科等における食に関する指導に学校給食を「生きた教材」として活用しながら学校教育全体を通して食に関する指導を展開していく。その他、偏食、肥満、痩身、極度の偏食、アレルギー、スポーツに伴う個別指導等も実施している。

第2節　思春期の心身の成長と食生活

1　思春期の成長と発達

(1)　身体的成長

　第二次性徴など内分泌系の変化により性的に成熟する。男子は、ひげが生えたり、声変わりが始まり、筋肉や骨格などが発達してしっかりとした体つきになる。一方、女子では乳房が大きくなり、腰や臀部に皮下脂肪が付き丸みを帯びた身体になる。また、男子では精通現象がみられ、女子では月経がはじまる。思春期は精神的に不安定な時期であるが、これは第二次性徴にみられる性ホルモンの分泌にも影響されている。

(2)　精神的成長

　成人に向けて精神的にも急速な発達がみられる時期である。自我意識が強くなり、抽象的・理論的思考ができるようになり、精神的に自己の確立（アイデンテイティ）を目指し、強い自己主張（第2次反抗期）がみられる。学業や学校生活などでもストレスを感じることが多く、精神的に不安定に陥ることも多く、食習慣の乱れや問題的食行動（朝食欠食、孤食、間食、夜食、神経性食欲不振、喫煙、飲酒など）が見られる。

2　食生活

(1)　思春期の栄養

　発育急進期で始まる思春期は、心身の成長・発達が著しく、日常の身体活動と組織合成に必要量に加え組織増加分の必要量を補給することが重要である。エネルギーやたんぱく質は、男女とも一生を通じて必要量が最も高い。脂質の摂り方の注意が必要であり、飽和脂肪酸（豚・牛肉に多く含有）の摂り過ぎに注意し、積極的に不飽和脂肪酸（魚に多く含有）を摂るようにする。更に、この時期はカルシウムの蓄積速度が最大

となるためのカルシウム不足、また、成長により鉄の需要が増える半面、月経や運動などによる鉄不足に注意することが重要である。10歳～14歳までの女子は、月経血による損失が多いため全年齢男女を通じて最も必要量が高い。

(2) 栄養状態の評価

体組成に占める体脂肪量が過剰に蓄積している状況を肥満という。肥満の判定基準としてはBMI（Body Mass Index）がよく用いられる。

日本肥満学会では、BMIが22を疾病の罹患率が少ないことから標準体重または、理想体重とした。BMI25以上を肥満とし18.5未満を低体重（痩せ型）としている。肥満は、体脂肪の蓄積状態により、皮下脂肪型肥満と内蔵脂肪型肥満にわけられる。思春期の肥満の約70％が成人の肥満に移行するだけでなく、将来の生活習慣病に移行する確率が高いので見過ごせない。また、痩せについては、特に女子において、摂食障害や栄養不足による貧血、月経異常のリスクを引き起こす。

> BMI計算式（Body Mass Index：体格指数）
> $$BMI = 体重（kg） \div 身長（m）^2$$

第3節 思春期における生活習慣の問題点

(1) 朝食欠食

思春期の朝食の欠食率は増加している。思春期の朝食欠食は、発育だけではなく、生活リズムの乱れや血中のブドウ糖濃度が低下して、脳へのブドウ糖供給が不十分になるため集中力が欠けたり、判断力が鈍ったりして学習能力や持久力にも悪影響を及ぼす。

(2) 間食・外食

菓子や清涼飲料水の過剰摂取や野菜不足など肥満や生活習慣病へのリ

スクを増すだけではなく、栄養バランスが悪くなり、特に女子の栄養不足は、将来の妊娠や出産に悪影響を及ぼす。

(3) 孤食・個食

年齢が高くなるにつれて孤食や個食は増加しつつある。孤食や個食は、偏食になりがちで、「早食い」「ながら食べ」などの食生活の乱れを招きやすい。更に家族とのコミュニケーションの場が失われ食に関する知識や食事のマナー、食文化伝承の機会を失うことになる。

(4) 痩身願望による食行動

特に、女子において痩身志向がみられる。肥満体型ではなくても食事量を減らし、欠食してしまう。摂食障害（eating disorder）の神経性無食欲症（anorexia nervosa）神経性過食症（bulimia nervosa）等を発症し、体重減少だけではなく、栄養素が不足し、低身長や第二次性徴の遅れ、卵巣、子宮の発達障害、無月経、骨粗鬆症、貧血や体力低下を引き起こす。

(5) 欠食・偏食

欠食や偏食などが原因で鉄の摂取量が不足すると貧血になる場合があり、正常な発育の妨げになる。特に初潮を迎えた女子は貧血になりやすく、慢性化すると出産などの母性機能に悪影響を及ぼす。

第4節 思春期における薬物乱用、喫煙、飲酒

(1) 薬物乱用

有害溶剤には、シンナー、大麻、覚せい剤、MDMA（3,4-methylenedioxymetham-phetamine）、向精神薬などがある。これらを遊びや快感を得るなど、不適切な使用は幻覚や妄想、フラッシュバックをはじめとする精神障害を起こす。さらに依存性が高いため、薬物依存状態になる危険がある。

(2) 喫煙

たばこのニコチンの作用は、血液中のヘモグロビンによる酸素運搬の

作用を低下させ、その結果、脳への酸素供給が減り、一種の麻痺状態になる。喫煙は脳へも影響があり、その結果、未成年者の喫煙は脳の成長を妨げる。また脳機能は成長ホルモンの分泌も司っているので、未成年者の喫煙により身体の成長も阻害される。

(3) 飲酒

未成年者のアルコールの影響は成人よりも大きく、特に成長ホルモンや脳へのダメージが大きいと報告されている。さらに、大量のアルコールを一時に摂取すると、血中アルコール濃度が急激に上昇し、「ほろ酔い期」も「酩酊期」も飛び越して、一気に「泥酔」「昏睡」の状態にまで進んでしまい、場合によっては呼吸困難など危険な状態を引き起こす。これが急性アルコール中毒であり、死に至ることもある。

【引用・参考文献】
医薬基盤・健康・栄養研究所監修、丸山千寿子・安達淑子・武見ゆかり編『栄養教育論〔改訂第4版〕』南江堂、2016年
岡崎光子『健康的な子どもを育むために』光生館、2016年
齋藤歓能・髙橋健夫ほか『新しい保健体育』東京書籍、2011年
森基子・玉川和子ほか『応用栄養学〔第10版〕』医歯薬出版、2015年
文部科学省『食に関する指導の手引〔第1次改定版〕』東山書房、2000年

(田中広美)

第12章　保育所・幼稚園の給食

第1節　保育所給食の役割

1　保育所給食の概要

(1) 保育所給食の役割

　保育所は児童福祉法に基づき、保育を必要とする乳幼児を入所させて保育することを目的とする児童福祉施設である。乳幼児は日中の大半を保育所で過ごすため、食事は栄養摂取や好ましい食習慣の形成などの上からも重要な位置を占めている。

　2008年3月「保育所保育指針」は、保育指針が順守すべき法律として告示され、これにより保育所の役割と機能に対する社会的責任が大きくなった。この中に「食育の推進」の項が設けられ、「乳幼児期にふさわしい食生活が展開され、適切な援助が行われるよう、食事の提供を含む食育の計画を作成し、保育の計画に位置づけるとともに、その評価改善に努めること」と記され、保育所における食事を食育とともに、保育の一環として位置づけることが明記された（「食育」は第13章参照）。

(2) 保育所給食の形態

　保育所給食の形態には①直営（自園調理）②外部委託（給食業者が保育所の調理室を使用して業務を行う。1998年より認可）③外部搬入方式（外部で調理した給食を保育所に運んで提供する。2010年6月より満3歳以上児に限り容認）がある。どのような形態であっても保育所は、給食の目標を達成できるよう、適切な指導を行う必要がある。

(3) 保育所給食の運営

　保育所給食の運営は施設長のもと給食責任者を定め、関係職員の協力の下に行われることが望ましい。給食関係者（栄養士、調理師など）、保育関係者（主任保育士、保育士など）、その他の関係者（保健師、看護師、事務職員など）が月1～2回給食運営会議を開催し、給食の運営の改善に関すること、食事内容及び食事環境の改善に関すること、栄養指導・生活習慣指導に関することなどを話し合い、給食部門と保育部門、その他の部門が十分に連絡を取り合い、より良い食事の提供に努める。

2　給与栄養目標値

(1) 給与栄養目標量の設定

　保育所給食は、1～2歳児、3～5歳児の年齢区分ごとに「日本人の食事摂取基準」を用いて、一人1日あたりの推定エネルギー必要量を求める。保育所での給与比率は、昼食では1日全体の概ね1/3を目安とし、おやつ(間食)では1日全体の10～20％程度とする。また、たんぱく質は推定エネルギー必要量の13～20％、脂質は20～30％、炭水化物は50～65％の範囲を目安に設定する。ビタミンA、B_1、B_2、C、カルシウム、鉄、ナトリウム(食塩)、カリウム、食物繊維についても考慮する。

　これらは、家庭での食事と合わせて1日の給与栄養目標量となるため、家庭での食生活状況などを把握し、発育・発達状況や保育所での活動量、摂食量なども考慮して、定期的に設定、評価、見直しをする。また、子どもの特性を把握し、保育内容なども考え合わせて、食育の視点を持った食事計画を立てることも必要である。

(2) 献立作成

　給与栄養目標量を基に、管理栄養士・栄養士が献立を作成する。その際には、施設設備に応じているか、子どもの食事時間に間に合うか、予算内であるかなども考慮される。通常3～5歳児の献立を基本に、分量を減らし調理形態を変えて、1～2歳児や離乳食に適した献立にする。

また、献立による日々の給与栄養量に幅があるので、一定期間（1週間や1カ月など）の平均給与量が目標量に近似するように献立作成される。

図表12-1　保育園の献立例（幼児食）

曜日	午前のおやつ	昼食（幼児食）	主な材料	午後のおやつ
月	牛乳 いちご	胚芽米入りごはん・大根のみそ汁 タケノコと厚揚げのケチャップ煮 キュウリとチクワの酢の物	（精白米・胚芽米）(大根・玉葱・舞茸・ミツバ・味噌)(筍 生揚・玉葱・人参・干椎茸・サヤインゲン・トマトケチャップ)(胡瓜 竹輪・人参)〈キウイフルーツ・ソーダクラッカー・生クリーム・牛乳〉	牛乳 キウイカナッペ
火	牛乳 はっさく	バターロール・牛乳 アスパラとエビのグラタン 春キャベツのコンソメスープ	(バターロール・牛乳)(グリーンアスパラガス・芝海老・玉葱・シメジ・ マカロニ・マーガリン・薄力粉・牛乳・プロセスチーズ)(キャベツ 人参・エノキ・ロースハム・ホールコーン)〈人参・リンゴ・レモン・寒天〉	キャロットかん
水	牛乳 りんご	ごはん・ワカメのすまし汁 新ジャガの天ぷら そぼろがけ スナップエンドウのヒジキ煮	（精白米)(若布・玉葱・エノキ・緑豆モヤシ)(ジャガイモ 豚ミンチ・玉葱・ミツバ・薄力粉・スナップエンドウ) ヒジキ・人参・白胡麻)〈スルメ・清見オレンジ・牛乳〉	牛乳 するめ 清見オレンジ
木	牛乳 いちご	ユカリごはん・豆腐のみそ汁 春キャベツとサワラのあんかけ煮 レンコンのゴマ和え	（精白米・ユカリフリカケ)(木綿豆腐・玉葱・ナメコ・青葱 味噌)(キャベツ・鰆・玉葱)(蓮根・人参・板コンニャク ミツバ・白胡麻・鰹節)〈サツマイモ・マーガリン・牛乳〉	牛乳 サツマイモの ガレット
金	牛乳 甘夏	胚芽米入りごはん・ニラのかき卵汁 菜の花と鶏肉のみそ焼き ブロッコリーのカツオ煮	（精白米・胚芽米)(ニラ・鶏卵・玉葱・シメジ)(菜花 鶏モモ肉・干椎茸・味噌)(ブロッコリー・人参・板コンニャク 油揚・鰹節)〈道明寺粉・小豆・桜葉塩漬・牛乳〉	牛乳 さくらもち

出典：筆者作成

図表12-2　幼児食からの離乳食への展開例

曜日	5～6ヶ月頃	7～8ヶ月頃	9～11ヶ月頃
月	つぶしがゆ（胚芽米入り） 豆腐のペースト 大根のマッシュ	おかゆ（胚芽米入り） 豆腐の煮物（玉葱・人参・インゲン） みそ汁（大根・玉葱・ミツバ）	軟飯（胚芽米入り） 厚揚げの煮物（玉葱・人参・マイタケ・インゲン） みそ汁（大根・玉葱・人参・ミツバ）
火	つぶしパンがゆ タラのペースト キャベツのマッシュ	パンがゆ サケのミルク煮（アスパラ・玉葱・マカロニ） スープ（キャベツ・人参・玉葱）	バターロール サケのグラタン（アスパラ・玉葱・マカロニ・シメジ） スープ（キャベツ・人参・エノキ・コーン）
水	つぶしがゆ 豆腐のペースト スナップエンドウのマッシュ	おかゆ 豆腐のみそ煮（ジャガイモ・玉葱・ミツバ） すまし汁（スナップエンドウ・人参・モヤシ）	軟飯 豚肉のそぼろ炒め（ジャガイモ・玉葱・ヒジキ・ミツバ） すまし汁（スナップエンドウ・人参・モヤシ・エノキ）
木	つぶしがゆ サワラのペースト 玉葱のマッシュ	おかゆ サワラのくず煮（キャベツ・人参・ミツバ） みそ汁（豆腐・玉葱・青葱）	軟飯 サワラのくず煮（キャベツ・人参・玉葱・ミツバ） みそ汁（豆腐・玉葱・ナメコ・青葱）
金	つぶしがゆ（胚芽米入り） 鶏肉のペースト 人参のマッシュ	おかゆ（胚芽米入り） 鶏肉のみそ煮（菜花・ブロッコリー・人参） すまし汁（ニラ・玉葱・人参）	軟飯（胚芽米入り） 鶏肉のみそ焼き 煮物（菜花・ブロッコリー・人参・油揚） すまし汁（ニラ・玉葱・シメジ・鶏卵）

出典：筆者作成

3 その他の役割

(1) 保育士に求められること
・一人ひとりの子どもの把握…毎日様子の変化に注意し個別に対応する
・食事環境への配慮…清潔、安全に落ち着いて食事できる環境を整える
・食事中の声かけと関わり…食べようという意欲が持てるように接する
・保護者支援…普段の会話を大切に、信頼関係を築き気持ちに寄り添う

(2) 栄養素の充実
家庭ですべての栄養素をまんべんなく摂ることは難しい。保育園の給食で摂りにくい栄養素や食品を積極的に取り入れて、偏りを少なくする。

(3) 季節感や変化に富む献立
地域性を活かす、伝統食を取り入れる、地産地消を推進する、旬を大切にするなど、季節に応じた献立は食育にもつながる。

(4) 子どもが楽しく食事ができる
家庭では好き嫌いで食べられないものでも、みんなと一緒なら食べられるという精神面の育ちは、保育所での役割が大きい。

(5) 家庭への情報と支援
給食だより、サンプル掲示、試食会、レシピ提供、栄養相談など、食に関する情報提供をすることで、子育て支援へとつなげていく。

(6) 幼稚園・認定こども園の給食
幼稚園は文部科学省が管轄となり、施設に調理室設置の義務は課せられていない。認定こども園は、幼稚園と保育所が一体となった施設となるため、昼食前に降園したりお弁当を持参したり、外部搬入など、幼稚園・認定こども園共に施設により対応は様々である。しかし、保育所児には給食の提供の義務があるため、調理室が設けられているので、給食費を徴収して幼稚園児にも給食を提供する場合が多い。

いずれにせよ、幼稚園・認定こども園でも保育所と同じように、給食が子どもに果たす役割は、変わらず大きいものである。

第2節 食事のマナー

1 食器・食具

(1) 食器の配置

食器の基本配置は、手前左に主食、手前右に汁物、奥におかず(主菜・副菜)を置く。この基本配置で食べることにより、同じものばかりを食べる"ばっかり食べ"を防ぎ、均等に無くなるように順番に食べる"三角食べ"がしやすくなる。三角食べをすることにより、口の中で味を調整する口中調味が行われ、味蕾も刺激されて味覚が発達する。

(2) 内分泌撹乱化学物質（環境ホルモン）

体内に入るとホルモンの働きを撹乱し、生殖機能の異常などを起こすといわれている。熱、酸、油に弱く、傷があるとそこから溶け出しやすいため、プラスチック製などの食器は使用が少なくなってきている。陶器製食器は子どもにとって重量はあるが、家庭の温かい雰囲気を感じることができる。

陶器製食器を使用した保育園の食事
出典：筆者撮影

(3) 食具

手づかみ食べをすることによって、手指と口の動きの協調運動を学び、次にスプーン、フォーク、箸などの食具の使用を大人の食べ方を見て模倣する。スプーンの持ち方が、手のひら握り→指握り→鉛筆握りと発達し、鉛筆握りができるようになると箸を持たせることができるが、正しい持ち方は4歳以降のほうが身に付きやすい。

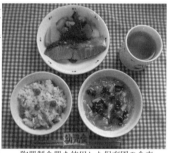

図表12-3　箸の持ち方

上のお箸だけ動かす
三本指ではさむ
くすり指の上にのせる

出典：筆者作成

図表12-4　嫌い箸いろいろ

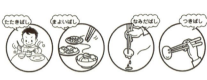

図表12-5　最適な箸の長さ

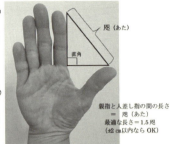

図表12-6　箸の持ち上げ方（下ろし方は逆順にするとよい）

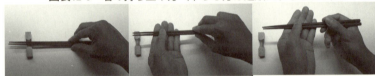

①右手でつまみ上げる　②左手を下から添える　③右手を下にまわす

出典：図表12-4～12-6筆者作成、撮影

2　食生活の基本習慣

(1) 手洗いの大切さ

　手洗いは感染予防の基本であり、日常の保育において正しい手洗いをすることはとても重要である。また、手洗いは健康的な生活習慣の基本でもあるので、子どもには早い時期から身に付けさせておきたい。手洗いは食事前だけでなく、外から入って来た時、トイレの後、食後などにも行う。病原は手から感染することが最も多いので、保育士はしっかりと感染予防対策をする必要がある。

図表12-7　手洗いの方法

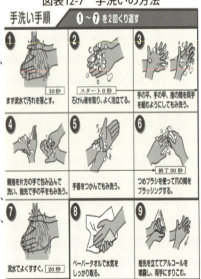

出典：公益社団法人日本食品衛生協会資料より一部追記し筆者作成

(2) あいさつが意味すること

「いただきます」「ごちそうさま」というあいさつは、食材、生産者、調理者など食事に携わったすべての物や人に対して感謝の気持ちを込めてするもので、何気ないひと言でも背景を知ることで心持ちが変わり、心も豊かになる。それを子どもに伝えるのもおとなの役目である。

(3) いろいろな「五」

日本の風習では、一・三・五・七といった奇数は縁起が良いとされ、好まれている。五角形や五穀豊穣などバランスの良い数字でもあり、日本の食文化にも表され、和食には欠かせない数字であり、料理に活かされている。それらを知ることは日本の「おもてなしの心」を知ることになり、食のマナーを学ぶことにもつながる。

『五覚』…視覚・味覚・聴覚・嗅覚・触覚（美味しさは五感で感じる）
『五法』…生(切る)・煮る・焼く・揚げる・蒸す（会席料理に用いられる）
『五味』…甘味・酸味・苦味・塩味・旨味（味覚の根本となる基本味）
『五色』…白・黒・黄・赤・青(緑)（白は清潔感、黒は引締め、黄・赤は食欲増進、青〈緑〉は安心感を与える）
『五適』…適温・適材・適量・適技・適心（適心とはインテリアや食器などを整え快適な環境でもてなす心のこと）

3 食中毒予防

(1) なぜ食中毒が起こるのか

食中毒は有毒物質や有害微生物に汚染された飲食物が体内に入り、嘔吐、下痢、腹痛、発熱などの急性胃腸障害を起こすものである。乳幼児は抵抗力が弱いので、おとなより少ない細菌数で食中毒を発症しやすい。原因となる菌は身の回りのあらゆるところに存在しているので、食品の取り扱いが不適切だと、食品の汚染を招き、食中毒の原因となる。

(2) 給食時に気を付けること
・保育士は清潔なエプロン、三角巾を着用し毎日洗濯する。
・髪の毛が落ちないように三角巾を付ける。長い髪は束ねる。
・爪は短くしマニキュアや指輪、時計などははずす。
・手指に傷があるときは配膳や介助をしない。または使い捨て手袋を使用する。
・食前に保育士と子どもはしっかりと手洗いをする。
・食前と食後に配膳ワゴンやテーブルは専用の清潔なふきんで拭く。
・子どもが配膳をする場合は健康状態を考慮し、感染症の流行期は避ける。また、保育士が体調不良のときは配膳や介助をしない。
・子どもが箸やスプーンなどを共用しないように気を付ける。また、床に落ちた時は新しいものを使う。
・床に落ちた食べ物を子どもが触ったり食べたりしないよう気を付ける。
・隣や周りの子どもの食べ物を食べてしまったり汚れた手で触ったりしないように気を付ける
・食事後は速やかに子どもの口や手指を洗うか拭く。
・床の食べこぼしを取り除き、水拭き等で必ず掃除をする。また、イスや机の端など手が触れていそうなところもしっかりと拭く。
・片付け、掃除等が終わったらしっかりと手洗いをする。

【引用・参考文献】
給食と子どもの育ちを考える会編『保育所給食と子どものゆたかな育ち』かもがわ出版、2009年
公益社団法人日本食品衛生協会「知ろう！防ごう！食中毒」
〈http://n-shokuei.jp/eisei/sfs_6point.html〉(2017.10.24最終アクセス)
厚生労働省「保育所における食事提供のガイドライン」
〈www.mhlw.go.jp/bunya/kodomo/pdf/shokujiguide.pdf〉(2017.10.24最終アクセス)

(佐藤純子)

第13章 食育の基本と内容

第1節 食育における養護と教育の一体性

1 食育基本法の制定と意義

 2005年7月、「食育基本法」が施行された。食育を「生きる上での基本であって、知育、徳育及び体育の基礎となるべきもの」と位置付けるとともに、「様々な経験を通じて『食』に関する知識と『食』を選択する力を習得し、健全な食生活を実践することができる人間を育てる食育を推進することが求められている」としている。
 食環境の変化とともに、食を取り巻く状況には様々な問題が起きている。子どものころの食習慣は将来に大きく影響し、大人になってからの行動変容は難しい。深刻化する生活習慣病を予防する上でも、食育はきわめて重要である。「食育はあらゆる世代の国民に必要なものであるが、子どもたちに対する食育は、心身の成長及び人格の形成に大きな影響を及ぼし、生涯にわたって健全な心と身体を培い豊かな人間性を育んでいく基礎となるもの」として、家庭、学校、保育所、地域等を中心に、国民運動として取り組むことを課題としている。

2 食育の推進

 食育に関する施策を具体化し、総合的かつ計画的に推進するために、2006年3月には「食育推進基本計画」が策定された。基本的な方針と、主要な項目についての定量的な目標値が掲げられている。これまでの成

果と課題を踏まえ、2016年には第3次計画が決定された。2020年までの5年間を対象とし、①若い世代を中心とした食育の推進、②多様な暮らしに対応した食育の推進、③健康寿命の延伸につながる食育の推進、④食の循環や環境を意識した食育の推進、⑤食文化の継承に向けた食育の推進、の5つを重点課題としている。

3　保育所保育指針

「食育基本法」を踏まえて、2007年3月に告示された「保育所保育指針」では、「保育所における食育に関する指針」(2004年)を参考に、保育の内容の一環として「食育の推進」が位置づけられた。2017年の改定では、「保育所の特性を活かした食育」及び「食育の環境の整備等」について規定している。

保育所では、子どもの育ちを支えるために、養護(生命の保持・情緒の安定)と教育(健康・人間関係・環境・言葉・表現)が一体的に行われている。食育においても、養護と教育は切り離せるものではない。2004年に作成された「楽しく食べる子どもに～食からはじまる健やかガイド～」では、①食事のリズムがもてる、②食事を味わって食べる、③一緒に食べたい人がいる、④食事作りや準備に関わる、⑤食生活や健康に主体的に関わることを「楽しく食べるこども」に成長していくための目標としている(**図表13-1**)。乳幼児期における望ましい食習慣の定着及び食を通じた人間性の形成・心身の健全育成を図るため、保育所では食に関する取組を積極的に推進していくことが示されている。

図表13-1　食を通じた子どもの健全育成の目標

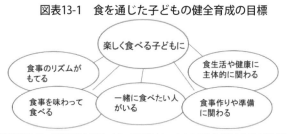

出典：厚生労働省雇用均等・児童家庭局「楽しく食べる子どもに～食からはじまる健やかガイド」2004年より筆者作成

第2節　食育の推進

1　食育の目標

　保育所は、乳幼児が1日の生活時間の大半を過ごすところであり、心身の発育・発達過程にある子どもの食育はとりわけ重要である。保育所における食育は「食を営む力」の育成に向け、その基礎を培うことを目標としている。毎日の生活と遊びの中で、自らの意欲を持って食に関わる体験を積み重ね、食べることを楽しみ、大人や仲間などの人々と楽しみ合う子どもに成長していくことを期待するものである。

　「保育所における食育に関する指針」(2004年) では、①お腹がすくリズムのもてる子ども、②食べたいもの、好きなものが増える子ども、③一緒に食べたい人がいる子ども、④食事作り、準備に関わる子ども、⑤食べ物を話題にする子ども、の5つを期待する子ども像としている (次頁**図表13-2**)。それぞれが相互に影響し合いながら、統合されて「楽しく食べる子ども」に成長していくことを目標としている。

2　食育の内容

　保育所保育指針「第2章　保育の内容」には、養護と教育の両面に食育の視点が含まれている。計画的に食育に取り組み、発育・発達過程に応じた「食べる力」育んでいく。「食を営む力の基礎を培う」ために、食育の内容は①食と健康、②食と人間関係、③食と文化、④命の育ちと食、⑤料理と食、の5つの観点から考える。各項目が相互に関連を持ちながら、総合的に展開していく際の視点である（次頁**図表13-2**）。

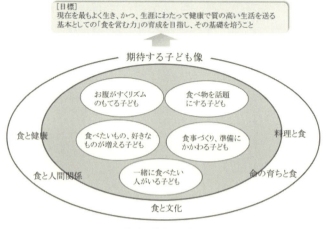

図表13-2　保育所における食育の目標

出典：厚生労働省雇用均等・児童家庭局「楽しく食べる子どもに〜保育所における食育に関する指針〜」2004年より筆者作成

3 食育計画

　食育の計画は、「保育所保育指針」を基本として、保育所における全体的な計画である「保育計画」と、「保育計画」に基づいた具体的な計画である「指導計画」の中に位置づけられる。計画の作成にあたっては「保育所における食育の計画づくりガイド〜子どもが『食を営む力』の基礎を養うために〜」（2007年）を参考に、子どもが主体的に食育の取組に参画できるよう、柔軟で発展的なもの、一貫性のあるものとする必要がある。保育所の特性を活かした食事の提供を含む食育計画を作成する。計画には年間計画などの長期的なものと、月案、日案などの短期的なものがある。具体的な展開としては、まず対象者の状況や特性を把握することが不可欠である。食をめぐる子どもの育ちの問題を収集し、課題を明確にして、基本方針を設定、計画を作成し、実践していく（**図表13-3**）。通常、計画（Plan）・実践（Do）・評価（See）・改善（Action）の取り組みを密接に関連づけながら展開する。

図表13-3　保育所における具体的な実践例

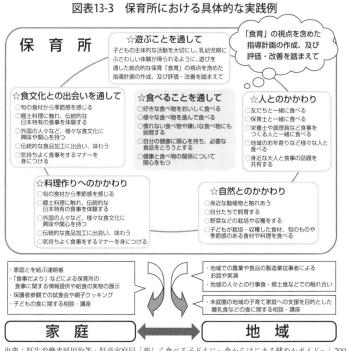

出典：厚生労働省雇用均等・児童家庭局「楽しく食べる子どもに〜食からはじまる健やかガイド〜」2004年

4　評価

　食育の評価は、計画に基づく実践過程を振り返り、計画と実践を改善するために行う。計画の評価・改善にあたっては、保護者の援助とともに、子どもがどんなことに気付いたのか、どんな発見があったのか、子どもの育ちを丁寧に把握する記録が重要である。

　評価の内容については、子どもの栄養素等摂取量をはじめ、身長・体重など目に見える量的評価のみでなく、数値では表しにくい子どもの心情や意欲など質的評価を行うことも重要となる。子どもの評価以上に、食育を計画し、実践した保育者自身の評価も必要であり、指導力や資質の向上につなげていく。子どもの興味や関心に応じて柔軟に対応し、より良い計画に改善することが求められる。

第3節 食育のための環境

「食を営む力」を育むためには、環境を整えることが重要であり、人的・物的な環境の計画的な構成が望まれる。子どもが自らの体験を通して、自然の恵みとしての食材料や食の循環、環境を意識し、調理し、食事を整えてくれた人への感謝の気持ちを育む。子ども同士、保育士や栄養士、調理員などとの関わりを通して、子どもの人と関わる力が育まれるように環境を整える。また、情緒の安定のためにもゆとりある食事の時間を確保し、食事する部屋が温かな親しみとくつろぎの場となるように、採光やテーブル、椅子、食器・食具、調理室や保育室など、食に関わる保育環境に配慮する必要がある。

第4節 地域の関係機関や職員間の連携

1 地域の関係機関との連携

子どもの生活は地域社会との関わりが大きい。保育所が食育を豊かに推進していくためには、小学校などの教育機関、地域の保健所や保健センター、医療機関、子育て支援センター、生産者、食品関連業者など、市町村の支援のもとに多様な関係者と連携を図り、協力を得られように努めることが重要である。食育の目標を共有して取り組むことにより、地域の実情に合った充実したものとなってくる。

地域における農林漁業に関する体験活動や、公民館等の公共施設における地場産物を活用した料理教室などは、食文化を学習し、食育を発展的に推進、継続させるための貴重な場である。保護者に対して、地域の食育活動への積極的な参加を勧めるなど、地域と連携した食育活動の推進が望ましい。

2 職員間の連携

　地域から求められる保育所の機能や役割が拡大し、保育所の全職員による連携が不可欠のなか、食育の取組においても、保育士、調理員、栄養士、看護師などの全職員がともに進めることが重要である。体調不良、アレルギー、障害のある子どもなど、特別な配慮が必要な子どもには、嘱託医、かかりつけ医等の指示や協力のもとに、一人ひとりの状態に応じた適切な対応が必要である。栄養士が配置されている場合は、専門性を生かした積極的な対応を図る。

第5節　食生活指導および食を通した保護者への支援

1　食生活の指導

　子どもの生活の基盤は家庭にあり、食育は、家庭と連携、協力して食育を進めていくことが不可欠である。食育は従来、家庭で主に行われていたものであるが、親世代の食に関する知識や技術が不足しており、家庭でのしつけを保育所や学校に依存している保護者も多い。保護者自身、学ぶ機会が乏しく、さらに、家族の形態そのものが多様化している。夜型の生活や朝食の欠食など、保護者の不適切な食生活が子どもに与える影響は大きい。家庭における生活習慣や食生活の乱れは、個々の家庭や子どもの問題として見過ごすことなく、社会全体の問題として取り組むことが重要な課題となっている。

2　食を通した保護者への支援

　食に関する子育ての不安・心配を抱える保護者は少なくはない。保護者に食育への関心と理解を深めてもらうためには、積極的に情報の収集と発

信を行うことが必要である。給食の献立をはじめ、各種食育の取組について伝えることは保護者への啓蒙につながる。また、日々の連絡帳を通じて教育現場での子どもの様子、家庭での様子を情報交換し、課題を共有することで、保護者の相談に対して積極的な助言や支援を行うことができる。給食を含めた保育参観、給食やおやつの試食会、保護者参加の調理実践なども考えられる。

【引用・参考文献】
厚生労働省雇用均等・児童家庭局「楽しく食べる子どもに〜食からはじまる健やかガイド〜」2004年
厚生労働省雇用均等・児童家庭局「楽しく食べる子どもに〜保育所における食育に関する指針〜」2004年
厚生労働省「保育所保育指針」2004年
厚生労働省「保育所保育指針」2017年
こども未来財団「保育所における食育の計画づくりガイド〜子どもが「食を営む力」の基礎を養うために〜」2007年
農林水産省「食育基本法」2007年
農林水産省編「平成29年版食育白書」2017年

(細川裕子)

第14章 家庭や児童福祉施設における食事と栄養

第1節 家庭における食事と栄養

　子どもの健やかな成長には、家庭における乳幼児期からの基本的な生活習慣を整えることが重要である。なかでも食習慣は基本的生活習慣の要であり、自立して食事が摂れるようになる3歳までの食生活の在り方が生涯にわたり影響する。子どもの食生活は保護者に依存するため、保護者の食習慣が子どもに大きく影響することとなる。そのことを踏まえ、家庭における食事と栄養の重要性について認識する必要がある。

1 子どもの食生活の現状と課題

(1) 7つの「コ食」と食生活の課題

　現代の家庭における食生活は様々な課題があると指摘されている。それを「コ食」としてまとめ、日本人の子どもから成人までの食生活の課題がわかりやすく説明されている。

　ライフスタイルの変化から、一人で食事する「孤食」、子どものみで食べる「子食」、同じ食卓であっても好きなものを食べる「個食」、同じものを繰り返し食べる「固食」の習慣を持つ者が増加している。さらに、味の濃い食事を摂りがちである「濃食」や、痩身志向の高まりによる「小食」は健康状態に悪影響をもたらし、小麦粉由来の主食を取り米飯を食べない「粉食」は、健康のみならず食文化の喪失にもつながる。産業の発展と共に、食事様式は簡便化・個別化し、バランスのとれた豊かな人間関係をはぐくむ食生活は危機を迎えている。これらの食生活の課題は、

親子で問題点を共有しながら克服する努力が必要であり、保護者への啓発が重要である。

(2) 共食のすすめ

「孤食」が増加する一方で、家族・地域の人や仲間と食事をする「共食」の重要性が注目されている。家族で食卓を囲み、団らんの場を持つことは、心身の健康の保持・増進に役立ち、食事の簡便化や偏りを防ぎ、バランスの良い食事を安心・安全に摂れるという利点がある。しかしながら、労働環境の変化による家族の生活時間の夜型化や、食事に対する価値観の多様化により、共食の機会は減少している。

毎日の食事は、子どもの心身の成長・発達を観察し、食についてのマ

図表14-1　家族と一緒に食べることの良い点

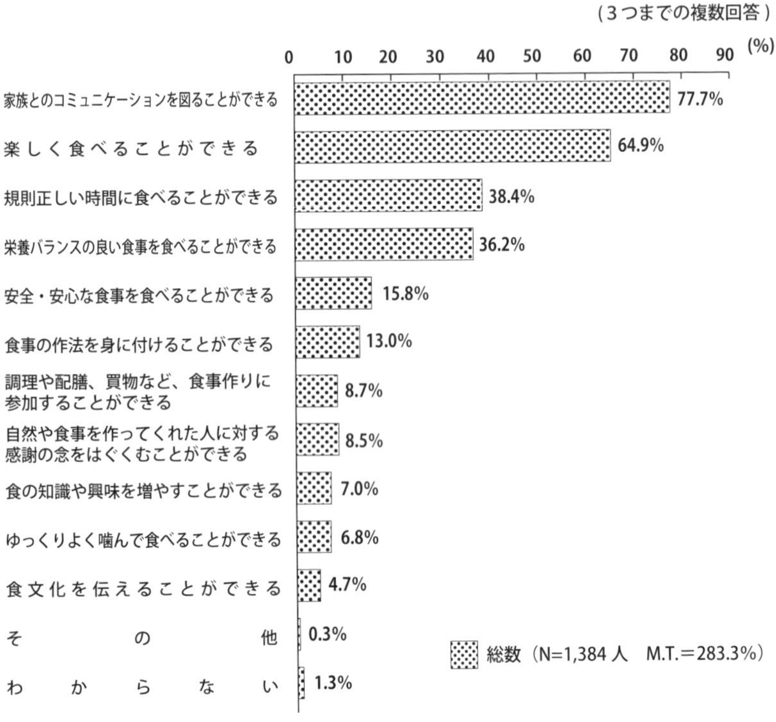

（3つまでの複数回答）
0 10 20 30 40 50 60 70 80 90 (%)
家族とのコミュニケーションを図ることができる 77.7%
楽しく食べることができる 64.9%
規則正しい時間に食べることができる 38.4%
栄養バランスの良い食事を食べることができる 36.2%
安全・安心な食事を食べることができる 15.8%
食事の作法を身に付けることができる 13.0%
調理や配膳、買物など、食事作りに参加することができる 8.7%
自然や食事を作ってくれた人に対する感謝の念をはぐくむことができる 8.5%
食の知識や興味を増やすことができる 7.0%
ゆっくりよく噛んで食べることができる 6.8%
食文化を伝えることができる 4.7%
その他 0.3%
わからない 1.3%
総数（N=1,384人　M.T.＝283.3%）

出典：農林水産省「食育に関する意識調査報告書」2017年

ナーを教える機会であり、家庭で食事を準備し楽しく食卓を囲む努力は極めて重要である。しかし、食の社会化が進み、外食や中食（家庭外で調理された食品を購入し、家庭内で食べる食事の形態）の機会が増加するなか、自宅で調理する機会も同様に減少している。自宅調理の習慣を推進し、共食の意義と利点を改めて確認する必要がある。

(3) 朝食の重要性

朝食の摂取率は、学力や体力と相関関係があることが明らかとなっている。朝食を毎日摂取する子どもは、食べない子どもに比べ学力テスト・体力テスト共に得点が高くなっており、朝食の摂取が学習態度や運動習慣に影響があると考察されている。一日の生活習慣を整えることにも寄与し、子どもの健全な発育・発達に朝食は欠かせないものである。

(4) 子ども食堂活動の広がり

近年、子どもたちに対し無料又は安価で栄養のある食事や温かな団らんを提供する「子ども食堂」の活動が、共食を推進する取り組みとして全国に広まっている。子ども食堂は食事を提供するだけでなく、地域の様々な世代の人々と触れ合う交流の場となっており、その意義が注目されている。これまでは地域活動やボランティア活動、子どもを巡る問題に関心を持つ人の取り組みが多かったが、現在は、自治会や婦人会、行政関係者の理解が加わり、地域全体で推進するようになった。子ども食堂が、地域社会の再生を推進し、小規模化する家族を支援する手段となる可能性も期待されており、今後の活動が注目されている。

2 家庭における食事への支援

現在では、全世帯の6割が共働きであり（総務省、2012年）、保護者は子育てと仕事の忙しい日々を送っている。また、親世代も少子化社会で育ち、生活体験や食に関する知識が不足し、食事マナーや旬の食材についての知識・関心も少ないといった実態がある。核家族化も相まって、家庭における食文化の継承は難しくなっている。

子どもの生活習慣・家事体験等の国際比較調査によれば、日本の子どもは、「家事の手伝い」「調理体験」「買い物の手伝い」「ごみ出し」等の調理にかかわる家事体験の実施度が低くなっている。学齢児に入ると、手伝いを良くする子どもほど、道徳観、正義感が強いことが明らかにされており（国立青少年教育振興機構、2014年）、家庭と連携しながら子どもの体験を積み上げることが重要である。そのため、保育者は家庭における食生活を改善するために、食体験を繰り返し経験できるような機会を提供し、保護者に働きかける必要性がある。親子クッキングや食育便り等を効果的に使い、家庭と連携しながら幼児の食体験を推進することが重要となる。

第2節　児童福祉施設における食事と栄養

1　児童福祉施設における食事の意義と現状

　児童福祉施設は、様々な理由により家庭だけで育てられない児童を家庭にかわり養育する施設である。従って、入所している児童の心身の健全な発育を保証するため、適切な食事を提供し望ましい食習慣を身につけさせ、食を通じて社会性を育て精神的に安定感や充足感を与えるという責務がある。そのためには、施設長を始めとする多職種の職員全員が連携し、食の提供に取り組む必要がある。

2　児童福祉施設における食事の提供ガイド

　児童福祉施設では「児童福祉施設における食事の提供ガイド」を活用し、子どもの食事・食生活の支援を行い、子どもの健やかな発育・発達に資することが求められる。「児童福祉施設における食事の提供ガイド」では、食事の提供の実務担当者を対象とし、食事の提供に関する留意点、

具体的な実践例や施設での取組事例を提示している。特に、①心と体の健康確保、②安全・安心な食事の確保、③豊かな食体験の確保、④食生活の自立支援を柱としている。

さらに児童福祉施設の食事提供に関連する法令や通知として、「食育基本法」、「楽しく食べる子どもに〜保育所における食事に関する指針〜」、「保育所保育指針」、「授乳・離乳の支援ガイド」、「障害者自立支援法に基づく障害福祉サービス」、「日本人の食事摂取基準」がある。これらを参照・活用しながら、保育者は多職種と連携しながら、適切に食事を提供しなければならない。

3 食事の提供及び栄養管理に関する施設別の留意点

児童福祉施設には主に保育所・乳児院・児童養護施設・障害児施設等がある。ここでは乳児院・児童養護施設の留意点をあげることとし、保育所については第12章、障害のある子どもへの配慮については第15章を参照されたい。

(1) 乳児院

乳児院では、家庭の事情等により養育ができない、あるいは虐待からの保護等で入所する場合が多く、入所以前の食に関する状況は良好とは言えない場合が多い。乳児院で養育する時期は、授乳期・離乳期・幼児期へと、生涯にわたる食の基礎を作る重要な時期であるため、個々の状況を把握し、栄養管理を適切に行う必要がある。また、乳児院では、調理担当職員、保育担当職員など、職種ごとの職員が交代で業務を行うため、離乳食の移行や、アレルギー・障害等の個別に対応する内容は、確実に伝達されるような配慮が必要である。

入所時には、授乳や離乳食の状況、アレルギーの有無等の状況について、看護記録・ケースワーカーや家族等からの情報を把握し、それをもとに授乳や食事について、乳児に適切な方法を検討する。低出生体重児や何らかの障害等がある場合はそれらの事由を加味する。緊急入所等で

情報が得られない場合は、身長・体重・月齢等から判断し、実際に食べている様子等から再調整する必要がある。

①乳汁栄養

　乳児用ミルクの授乳量は、食事摂取基準の目安量を参照し、個々の飲み方や発育状況を成長曲線や体格指数等により勘案する。哺乳量は毎回記録し、乳児の発育状況をモニタリングする。各記録は、保育担当職員、看護職員、管理栄養士・栄養士などが把握しておく。アレルギーや乳糖不耐症等の乳児等は、状態にあったミルクの提供が必要であり、医師の指示に従う。

②離乳食

　「授乳・離乳の支援ガイド」に沿って、個々の離乳食計画を作成し、発育・発達状態と実際の食事の状況を見ながら進める。管理栄養士・栄養士は、各段階に適した食事献立を作成し、保育担当職員と連携を図る。保育者は、個々に時間差をつけるなど工夫して食事時間を確保し、介助者が子どもの傍らに寄り添い、ゆったりとした雰囲気の中で無理強いせず、食事がおいしく、楽しいと思えるように進めることが大切である。

(2) 児童養護施設

　児童養護施設で生活する子どもたちの入所理由や、抱えている問題は複雑で多様である。入所前の虐待経験や不適切な養育環境、入所による家族からの分離は、子どもたちの心身の発達に影響を及ぼしていることが少なくない。そのような子どもにとって、施設の生活が安全・安心であることが大切である。子どもの心の不安や満たされない思いが、食事に向けられることもあるが、子どもの状況に合わせた適正な食事の提供は、生活の中の食事・睡眠などの生活リズムを整えることにつながり、欠かせないものである。また、施設の職員は、日常の生活を通して、食事のマナーや食文化、さらには調理や栄養面の知識などを子どもに伝えるとともに、子どもが生涯にわたり豊かな食生活を営み心身共に健康な生活を送れるよう、支援することが大切である。

①個人への対応

　子どもの状況に合わせて支援することが重要であり、入所に至った経緯や入所前の生活状況の把握、発達や成長に合わせた食事の提供が必要である。生活に慣れるまでは、食事について配慮するなど、心身の安定に努めることも大切である。

　また、子どもの食事の様子や食具の使い方、他者との関わり方等について、保育士、児童指導員等の職員、食事の提供に携わる管理栄養士・栄養士や調理員も含めた多職種で共有し、それぞれの専門性を生かしながら連携を図り、子どもの養育に繋げていくことが重要である。

②栄養管理の留意点

　入所する子どもの実態把握（アセスメント）を行う際には、発育・発達状況や健康状態・栄養状態などの身体状況のみではなく、心の状態なども含めた広い視点で生活全体を捉えた上で把握を行う。入所する子どもの食事の様子や、残食調査などを実施し、食事の提供が適切に行われているか、子どもの発育が適切であるかなどについて、成長曲線や体格指数等で確認する。児童養護施設では異年齢児が一緒に生活をしていることから、関係職員に子ども一人ひとりの食事の適正量を周知することが重要である。なお、小規模ケア部門では、本体施設や関係機関等の管理栄養士・栄養士と連携のとれる体制作りを行うなど、適切な栄養管理ができる環境を整える必要がある。

　食事の配膳は、グループ毎に行い小人数化する事により、個々の嗜好や体調などを考慮した盛り付けができ、個別の対応に繋げる事ができる。なお、適量の食事摂取は生涯にわたる健康管理に欠かせないことから、子ども本人が自分の食事の適量を知り、実際の摂取量を自らが把握できることが大切である。食器の大きさを個々人の摂取量に合わせて選び、料理を銘々皿へ取り分け盛付けするなどし、食事摂取量の把握を容易にすることが必要となる。

③厨房以外での調理に関わる衛生管理

　保育士や児童指導員などについても、衛生管理に対する意識を向上させることが大切であり、担当職員の健康管理チェック、検便の実施、調理器具の点検や冷蔵庫の庫内温度、ならびに食材の購入保管や食事提供に関するマニュアルの作成等、衛生面への十分な配慮が必要である。小規模施設での記録にあたっては、危害の発生防止に必要な記録を理解し、記録用紙の書式も、施設に合ったものを検討することが必要である。食中毒予防については、子どもにも基本を徹底することが求められる。

④食を通じた自立支援

　自立支援計画書の策定・実践のために、子どもの発達・発育に合わせた個別の目標に沿った計画を立て、継続的に多職種協働で支援を行う。子どもが自分の体に関心をもち、健康な体を維持管理するための知識や調理技術の習得など日常生活の中での支援と「食事バランスガイド」等のツールを活用した栄養教育を合わせて行うことが大切である。

　また、将来、独立家庭を築いた時のモデルとなることを意識し、行事や行事食、地域の風土や文化などを通した食文化について伝承することも自立支援の一環として大切である。

【引用・参考文献】
　厚生労働省「児童福祉施設における食事の提供ガイド」2010年
　厚生労働省「児童福祉施設における「食事摂取基準」を活用した食計画について」2015年
　国立青少年教育振興機構「青少年の体験活動等に関する実態調査」(平成24年度調査)報告書、2014年
　内閣府「食育の現状と意識に関する調査」2011年
　農林水産省「平成28年度食育推進施策(食育白書)」2017年
　服部幸應『服部幸應の食育の本』(笑う食卓シリーズ)ローカス、2007年

（増田啓子）

第15章　特別な配慮を要する子どもの食と栄養

第1節　食物アレルギーのある子どもへの対応

1　食物アレルギーとは

　人には、体に有害な細菌やかび、ウィルスなどの異物（抗原）が入ると、体は抗体を作り、再び同じ抗原が侵入すると免疫反応が起こり体を守る。体がある特定の食物を摂取する事で体内に抗体が作られると、その食物に対して過剰な免疫反応を起こすことがある。これが「食物アレルギー」である。食物アレルギーの抗原は、特定原材料に指定されている卵、牛乳、小麦、そば、えび、かに、ピーナッツのほか、大豆や鶏肉、バナナなど身近な食物であり（次頁図表15-1）、特に卵、乳・乳製品、小麦のアレルギー児は0～2歳児に多くみられる（次頁図表15-2）。食物アレルギーの抗原はタンパク質であることが多く、そのため消化能力が未熟である乳幼児期は、タンパク質が未消化のまま血液等の循環系に侵入することで、免疫反応が起こり、様々なアレルギー症状が出現する（次頁図表15-3）。アレルギーの症状は食事をしてすぐに症状が出るものや、食べてから数時間後に症状が現れるものがある。アレルギー症状の中で最も重篤な症状が「アナフィラキシーショック」であり、血圧や意識の低下、呼吸困難など激しい全身症状が現れ、迅速に対応しないと命にかかわることもある。アナフィラキシーショックの出現後、15分以内の処置が重要となるため、迅速な医療機関での受診が必要である。

図表15-1　食品アレルギー表示

区分	食品		
表示を義務づけ	特定原材料7品目	患者数が多い	えび、かに、小麦、卵、乳
		重篤な症状	そば、落花生
表示を推奨	特定原材料に準じる20品目	いくら、キウイフルーツ、くるみ、大豆、カシューナッツ、バナナ、やまいも、もも、りんご、さば、ごま、さけ、いか、鶏肉、ゼラチン、豚肉、オレンジ、牛肉、あわび、まつたけ	

2017.10現在

出典:筆者作成

図表15-2　年齢別・食材別アレルギー児数（人）および年齢別・食材別アレルギー児の割合（%）

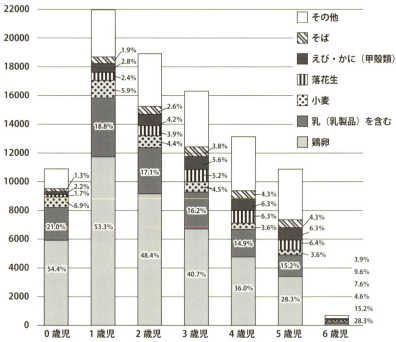

出典：[厚生労働省、2017] を基に筆者作成

図表15-3　食品アレルギーの症状

区分	症状
全身症状	せきこみ、意識消失、血圧低下などのショック症状（アナフィラキシーショック）、繰り返す嘔吐
消化器症状	嘔吐、腹痛、下痢
呼吸器症状	鼻水、くしゃみ、咳、ぜんそく、呼吸困難
皮膚症状	発疹、かゆみ
その他	タンパク尿、血尿、頭痛、めまい

出典：[一藝社『保育者養成シリーズ子どもの食と栄養』2014] を基に筆者作成

図表15-4　アレルギー検査期間の目安

	血液検査	食物傾向負荷検査
3歳まで	6カ月ごと	6カ月～1年ごと
3～5歳	6カ月～1年ごと	1～2年ごと
6歳以上	1年ごとまたはそれ以上	2～3年ごとまたはそれ以上

出典：[講談社『食物アレルギーのすべてがわかる本』2014]を基に筆者作成

　食物アレルギーは食生活だけでなく、激しい運動や心理的なストレス、寒さなどによっても症状が悪化することがある。食物アレルギーは年齢が上がるにつれアレルギー症状が軽減または消滅する事も多く、無期限に除去食を続けるのではなく、子どもの成長にともない適宜検査を受け（図表15-4）、医師の指導のもとで普通の食事にすることが大切である。すなわち家庭においては「念のため」の除去食ではなく、必要最小限の除去にすることを心がける。

2　食物アレルギーの対応

(1) 保育所におけるアレルギー対応ガイドラインについて

　保育所における食物アレルギーの対応については「保育所におけるアレルギー対応ガイドライン」（厚生労働省）を参考にする。保育所における食物アレルギー対応の原則（除去食の考え方等）については以下に示すとおりである。

【保育所における食物アレルギー対応の原則（除去食の考え方等）】
1）食物アレルギーのない子どもと変わらない安全・安心な、保育所での生活を送ることができる。
2）アナフィラキシー症状が発生したとき、全職員が迅速、かつ適切に対応できる。
3）職員、保護者、主治医・緊急対応医療機関が十分に連携する。
4）食物除去の申請には医師の診断に基づいた生活管理指導表が必要である。（診断時＋年1回の更新）
5）食物除去は完全除去を基本とする。
6）鶏卵アレルギーでの卵殻カルシウム、牛乳アレルギーでの乳糖、小麦での醤油・酢・麦茶、大豆での大豆油・醤油・味噌、ゴマでのゴマ油、魚でのかつおだし・いりこだし、肉類でのエキスなどは除去の必要がないことが多いので、摂取不可能な場合のみ申請する。

> 7）除去していた食物を解除する場合は親からの書面申請で可とする。
> 8）家で摂ったことがない食物は基本的に保育所では与えない。
> 9）共通献立メニューにするなど食物アレルギーに対するリスクを考えた取り組みを行う。
> 10）常に食物アレルギーに関する最新で、正しい知識を職員全員が共有し、記録を残す。

出典：厚生労働省「保育所におけるアレルギー対応ガイドライン」（平成23年3月）

　保育所における食物アレルギー対応の一つとして、共通献立メニューによるアレルギーに対するリスク軽減を実施しているケースもみられる。全ての園児に同じ内容の給食を食べることを目的とし、園児全員の給食から卵と乳製品を除去した「除去食」を提供し、食物アレルギーのない子どもと変わらない安全・安心な生活を送ることができるようにした取り組みである。また、小麦アレルギーの子どもには小麦のかわりに米粉を使用した料理を提供する「代替食」という方法を取ることもある。

　適切な食物アレルギー対応を行うためには、常にアレルギーに関する正しい知識と、最新の情報を教職員および保護者が共有することが大切である。

(2) 学校給食における食物アレルギー対応指針について

　学校給食における食物アレルギーの対応については、文部科学省が平成27年3月に発表した「学校給食における食物アレルギー対応指針」に基づいて実施する。ガイドラインの内容としては、ガイドラインに基づくアレルギー対応の徹底、教職員に対する研修の充実、緊急時におけるエピペン®（アドレナリン自己注射薬）の活用、関係機関との連携体制の構築と、これら具体的な対応のための方針の策定などである。学校における食物アレルギー対応について、国、教育委員会、学校など関係する各機関がそれぞれ主体的に取り組むべき事項が記されている。

　学校給食における食物アレルギー対応の基本的な考え方は、全ての児童生徒が給食時間を安全に、かつ、楽しんで過ごせるようにすることあり、そのためにも安全性を最優先し、栄養教諭や養護教諭、食物アレルギーの児童生徒を受け持つ担任のみならず、校長等の管理職をはじめとした全ての教職員、調理場及び教育委員会関係者、医療関係者、消防関

係者等が相互に連携し、当事者としての意識と共通認識を強く持って組織的に対応することが不可欠であるとしている。

　現在、学校給食におけるアレルギーをもつ児童の対応については、アレルギー食品を除去する「除去食」、代替となるものを補てんし、同じ料理の形態とする「代替食」、見た目は同じであるが調理を全く別にする「特別食」、自宅から弁当を持参する「弁当持参」の4種類がある。このうち「除去食」による対応が約半数と最も多い。周りと異なる食事をすることは、疎外感など精神的な負荷が生じることが予想されるため、アレルギー食品を含まない全ての児童生徒が食べることができる共通の献立が理想と考えられる。しかし、三大アレルゲンである卵、小麦、乳製品は給食において使用頻度が高く、また乳製品は成長期に必要なカルシウムを豊富に含むことから、学校給食の献立から削除することが困難であるのが現状である。

【学校給食における食物アレルギー対応の大原則】

1）食物アレルギーを有する児童生徒にも、給食を提供する。そのためにも、安全性を最優先とする。
2）食物アレルギー対応委員会等により組織的に行う。
3）「学校のアレルギー疾患に対する取り組みガイドライン」に基づき、医師の診断による「学校生活管理指導表」の提出を必須とする。
4）安全性確保のため、原因食物の完全除去対応（提供するかしないか）を原則とする。
5）学校及び調理場の施設設備、人員等を鑑み無理な（過度に複雑な）対応は行わない。
6）教育委員会等※2は食物アレルギー対応について一定の方針を示すとともに、各学校の取組を支援する。

出典：文部科学省「学校給食における食物アレルギー対応指針」（平成27年3月）

【教室での対応】

1）給食の時間における配慮
　日々の給食の受け取り、内容確認、配膳、おかわり等のルールを決定します。対応食について、原材料がわかる統一した献立表で確認する方法や、対応食と普通食との違いを監督者、本人が確認するための具体的な方法等について取り決めます。喫食中に誤食事故が起きない配慮をします。
2）食材・食物を扱う活動
　給食当番等、食材・食物に関わる活動について、個別の取組プランに基づき、監督者が確認します。
3）食物アレルギーを有する児童生徒及び学級での指導
　食物アレルギーを有する児童生徒の給食の喫食に関わるルールを、他の児童生徒へ説明し、理解を促します。

4）実施における問題の報告
　　配膳、喫食時の問題点等は、ヒヤリハットも含めて食物アレルギー対応委員会に報告し、定期的に対応方法の評価、検討を行います。
5）緊急時対応の確認
　　児童生徒が誤食、症状出現時の緊急時対応について職員間で共通認識のもと、具体的に確実に対応できる体制を整えておきます。

出典：文部科学省「学校給食における食物アレルギー対応指針」（平成27年3月）

第2節　障害のある子どもへの対応

　様々な障害のある子どもたちへの食に関わる対応は、**図表15-5**に示したように分類される。子どもたちの障害は個々により異なるため、実際の食事では子どもの状態を分析するだけでなく医療従事者と連携し、適切な食生活を送ることができるように援助を行うことが大切である。

図表15-5　障害のある子どもの「食」における問題と対応

	主な原因	食における問題点	食事における対応
運動機能障害	●脳性麻痺 ●筋ジストロフィー	・口への取り込み、咀嚼、嚥下障害 ・上肢の運動障害 ・姿勢の異常	①適切な栄養摂取量の決定（低栄養、栄養過剰に注意） ②適切な調理形態の選択 ③食器の工夫
知的障害	●染色体異常（ダウン症が多い） ●先天性代謝異常症	・咀嚼・嚥下力が弱く、丸呑みする、舌が出やすい ・好きな食べものに執着し、食べ過ぎ傾向	①適切な栄養摂取量の選択と教育（肥満予防が重要） ②摂取制限を要する食事の理解
視覚障害	●約7割が先天素因に起因する	・食事形態の把握困難に起因する"食感"の制限、料理を見る楽しみの欠如 ・視覚障害による運動量の低下	①触覚による食材、食品の理解 ②言葉による料理の味わいの説明 ③運動量に見合う量の食事摂取（肥満に注意）
聴覚障害	●遺伝性、胎生期障害、後天性など種々の原因	・咀嚼時の音が聴取できないための"食感"の制約 ・調理時の音が聴取不能なための楽しさの制限	①調理方法、調理の温度などの説明（安全のために食事の前に理解させる） ②調理の手伝いをさせる（年長児）

出典：［岡崎、2008］を基に筆者作成

第3節 宗教や禁忌食品やマナーの違いについて

1 宗教禁忌について

　宗教禁忌とは、それぞれの宗教戒律などで禁止されている事項（タブー）のことである。宗教禁忌食品は、単なる好き嫌いではないことを子どもたちが理解できるように指導することが大切である。

(1) イスラム教

　世界の人口の1/3を占めるイスラム教徒は、イスラム教の戒律を守った食事をする。イスラム法において合法なものを「ハラール」、非合法なものを「ハラーム」と呼び区別している。イスラム法に則って処理された肉、清められた食品は「ハラルフード」として販売されている。豚肉やアルコール、またこれらの食材を原料にしたハムや豚エキスが入った調味料、料理酒やみりん、戒律に則って処理されていない肉なども戒律では食べてはいけないとされている。

(2) ヒンドゥー教

　インドやネパールに多く、牛を「聖なるもの」としているため牛肉は食べない。基本的に殺生を避ける傾向があり、ヒンドゥー教徒にはベジタリアンが多い。

(3) ユダヤ教

　イスラエルやアメリカに多く、定める食べ物に関する決まり事を「コーシャー」という。肉では、ひづめが割れ反芻する動物（牛・羊・ヤギなど）を特殊な方法で屠殺したものは食べてもよいとされ、豚やラクダは禁止されている。また、魚介類ではウロコの無いタコやイカ、エビ、貝類が禁止されている。

2　マナーについて

　食事のマナーは一緒に食事をする人に不快な思いをさせないために身につけるものである。食事をする方法は、世界の三大食法に分類され、「手食」「箸食」「ナイフ・フォーク・スプーン食」があるが、国によってさらに様々な食事マナーがある。例えば同じ「箸文化」でも、日本では茶碗は手に持って飯を箸で食べるが、韓国では茶碗は机に置いたまま箸ではなく「スッカラ」と呼ばれる韓国式のスプーンで食べることがマナーとされている。また、料理を手で直接口に運ぶ習慣（手食）は一見珍しいように思われるが、日本でもおにぎりやパンなどを手で食べる習慣があることから、これらの習慣を理解するのは容易であると考える。子ども達には食事のマナーとして、箸の持ち方や使い方の他、食文化の違いによる差別が起こらないよう教育を行いたい。

【引用・参考文献】

海老澤元宏監修『食物アレルギーのすべてがわかる本』講談社、2014年

おおわだ保育園HP〈http://www.oowada.ed.jp/〉（2017.10.7最終アクセス）

岡崎光子編著『新版小児栄養』光生館、2008年

厚生労働省「保育所におけるアレルギー対応ガイドライン」〈http://www.mhlw.go.jp/bunya/kodomo/pdf/hoiku03.pdf〉（2017.9.16最終アクセス）

厚生労働省平成27年度子ども・子育て支援推進調査研究事業「保育所入所児童のアレルギー疾患罹患状況と保育所におけるアレルギー対策に関する実態調査報告書」平成28年3月、東京慈恵会医科大学〈http://www.jikei.ac.jp/univ/pdf/report.pdf#search〉（2017.9.30最終アクセス）

柴田（石渡）奈緒美、・藤根悦子・大場君枝「栄養価に基づく学校給食における食物アレルギー対応に向けた提言」『日本食生活学会誌』第28巻第2号、2017年、PP.125-131

社会福祉法人友愛福祉会大和田保育園監修『おおわだ保育園卵・乳製品除去の「なかよし給食」』小学館、2014年

文部科学省「学校給食におけるアレルギー対応指針」平成27年3月〈http://www.mext.go.jp/component/a_menu/education/detail/__icsFiles/afieldfile/2015/03/26/〉（2017.10.9最終アクセス）

（喜多野宣子）

付録（関連資料）

◎幼稚園教育要領(平成29年 文部科学省 告示) ── 抜粋

第2章　ねらい及び内容
健　康
人間関係
環　境
言　葉
表　現

◎保育所保育指針(平成29年 厚生労働省 告示) ── 抜粋

第2章　保育の内容
1　乳児保育に関わるねらい及び内容
 (1) 基本的事項
 (2) ねらい及び内容
 (3) 保育の実施に関わる配慮事項

2　1歳以上3歳未満児の保育に関わるねらい及び内容
 (1) 基本的事項
 (2) ねらい及び内容
　　ア　健康
　　イ　人間関係
　　ウ　環境
　　エ　言葉
　　オ　表現
 (3) 保育の実施に関わる配慮事項

〔注〕「保育所保育指針」第2章所収の＜3 3歳以上の保育に関わるねらい及び内容＞
　　　については、「幼稚園教育要領」第2章とほぼ同様の内容なので、掲載していない。
　　　上記「要領」第2章を参照されたい。

◎幼稚園教育要領 —— 抜粋
（平成29年　文部科学省 告示）

第2章　ねらい及び内容

健康
〔健康な心と体を育て、自ら健康で安全な生活をつくり出す力を養う。〕

1　ねらい
(1) 明るく伸び伸びと行動し、充実感を味わう。
(2) 自分の体を十分に動かし、進んで運動しようとする。
(3) 健康、安全な生活に必要な習慣や態度を身に付け、見通しをもって行動する。

2　内容
(1) 先生や友達と触れ合い、安定感をもって行動する。
(2) いろいろな遊びの中で十分に体を動かす。
(3) 進んで戸外で遊ぶ。
(4) 様々な活動に親しみ、楽しんで取り組む。
(5) 先生や友達と食べることを楽しみ、食べ物への興味や関心をもつ。
(6) 健康な生活のリズムを身に付ける。
(7) 身の回りを清潔にし、衣服の着脱、食事、排泄などの生活に必要な活動を自分でする。
(8) 幼稚園における生活の仕方を知り、自分たちで生活の場を整えながら見通しをもって行動する。
(9) 自分の健康に関心をもち、病気の予防などに必要な活動を進んで行う。
(10) 危険な場所、危険な遊び方、災害時などの行動の仕方が分かり、安全に気を付けて行動する。

3　内容の取扱い
上記の取扱いに当たっては、次の事項に留意する必要がある。
(1) 心と体の健康は、相互に密接な関連があるものであることを踏まえ、幼児が教師や他の幼児との温かい触れ合いの中で自己の存在感や充実感を味わうことなどを基盤として、しなやかな心と体の発達を促すこと。特に、十分に体を動かす気持ちよさを体験し、自ら体を動かそうとする意欲が育つようにすること。
(2) 様々な遊びの中で、幼児が興味や関心、能力に応じて全身を使って活動することにより、体を動かす楽しさを味わい、自分の体を大切にしようとする気持ちが育つようにすること。その際、多様な動きを経験する中で、体の動きを調整するようにすること。
(3) 自然の中で伸び伸びと体を動かして遊ぶことにより、体の諸機能の発達が促されることに留意し、幼児の興味や関心が戸外にも向くようにすること。その際、幼児の動線に配慮した園庭や遊具の配置などを工夫すること。
(4) 健康な心と体を育てるためには食育を通じた望ましい食習慣の形成が大切であることを踏まえ、幼児の食生活の実情に配慮し、和やかな雰囲気の中で教師や他の幼児と食べる喜びや楽しさを味わったり、様々な食べ物への興味や関心をもったりするなどし、食の大切さに気付き、進んで食べようとする気持ちが育つようにすること。
(5) 基本的な生活習慣の形成に当たっては、家庭での生活経験に配慮し、幼児の自立心を育て、幼児が他の幼児と関わりながら主体的な活動を展開する中で、生活に必要な習慣を身に付け、次第に見通しをもって行動できるようにすること。

(6) 安全に関する指導に当たっては、情緒の安定を図り、遊びを通して安全についての構えを身に付け、危険な場所や事物などが分かり、安全についての理解を深めるようにすること。また、交通安全の習慣を身に付けるようにするとともに、避難訓練などを通して、災害などの緊急時に適切な行動がとれるようにすること。

人間関係

〔他の人々と親しみ、支え合って生活するために、自立心を育て、人と関わる力を養う。〕

1 ねらい
(1) 幼稚園生活を楽しみ、自分の力で行動することの充実感を味わう。
(2) 身近な人と親しみ、関わりを深め、工夫したり、協力したりして一緒に活動する楽しさを味わい、愛情や信頼感をもつ。
(3) 社会生活における望ましい習慣や態度を身に付ける。

2 内容
(1) 先生や友達と共に過ごすことの喜びを味わう。
(2) 自分で考え、自分で行動する。
(3) 自分でできることは自分でする。
(4) いろいろな遊びを楽しみながら物事をやり遂げようとする気持ちをもつ。
(5) 友達と積極的に関わりながら喜びや悲しみを共感し合う。
(6) 自分の思ったことを相手に伝え、相手の思っていることに気付く。
(7) 友達のよさに気付き、一緒に活動する楽しさを味わう。
(8) 友達と楽しく活動する中で、共通の目的を見いだし、工夫したり、協力したりなどする。
(9) よいことや悪いことがあることに気付き、考えながら行動する。
(10) 友達との関わりを深め、思いやりをもつ。
(11) 友達と楽しく生活する中できまりの大切さに気付き、守ろうとする。
(12) 共同の遊具や用具を大切にし、皆で使う。
(13) 高齢者をはじめ地域の人々などの自分の生活に関係の深いいろいろな人に親しみをもつ。

3 内容の取扱い
上記の取扱いに当たっては、次の事項に留意する必要がある。
(1) 教師との信頼関係に支えられて自分自身の生活を確立していくことが人と関わる基盤となることを考慮し、幼児が自ら周囲に働き掛けることにより多様な感情を体験し、試行錯誤しながら諦めずにやり遂げることの達成感や、前向きな見通しをもって自分の力で行うことの充実感を味わうことができるよう、幼児の行動を見守りながら適切な援助を行うようにすること。
(2) 一人一人を生かした集団を形成しながら人と関わる力を育てていくようにすること。その際、集団の生活の中で、幼児が自己を発揮し、教師や他の幼児に認められる体験をし、自分のよさや特徴に気付き、自信をもって行動できるようにすること。
(3) 幼児が互いに関わりを深め、協同して遊ぶようになるため、自ら行動する力を育てるようにするとともに、他の幼児と試行錯誤しながら活動を展開する楽しさや共通の目的が実現する喜びを味わうことができるようにすること。
(4) 道徳性の芽生えを培うに当たっては、基本的な生活習慣の形成を図るとともに、幼児が他の幼児との関わりの中で他人の存在に気付き、相手を尊重する気持ちをもって行動できるようにし、また、自然

や身近な動植物に親しむことなどを通して豊かな心情が育つようにすること。特に、人に対する信頼感や思いやりの気持ちは、葛藤やつまずきをも体験し、それらを乗り越えることにより次第に芽生えてくることに配慮すること。
(5) 集団の生活を通して、幼児が人との関わりを深め、規範意識の芽生えが培われることを考慮し、幼児が教師との信頼関係に支えられて自己を発揮する中で、互いに思いを主張し、折り合いを付ける体験をし、きまりの必要性などに気付き、自分の気持ちを調整する力が育つようにすること。
(6) 高齢者をはじめ地域の人々などの自分の生活に関係の深いいろいろな人と触れ合い、自分の感情や意志を表現しながら共に楽しみ、共感し合う体験を通して、これらの人々などに親しみをもち、人と関わることの楽しさや人の役に立つ喜びを味わうことができるようにすること。また、生活を通して親や祖父母などの家族の愛情に気付き、家族を大切にしようとする気持ちが育つようにすること。

環境
〔周囲の様々な環境に好奇心や探究心をもって関わり、それらを生活に取り入れていこうとする力を養う。〕

1 ねらい
(1) 身近な環境に親しみ、自然と触れ合う中で様々な事象に興味や関心をもつ。
(2) 身近な環境に自分から関わり、発見を楽しんだり、考えたりし、それを生活に取り入れようとする。
(3) 身近な事象を見たり、考えたり、扱ったりする中で、物の性質や数量、文字などに対する感覚を豊かにする。

2 内容
(1) 自然に触れて生活し、その大きさ、美しさ、不思議さなどに気付く。
(2) 生活の中で、様々な物に触れ、その性質や仕組みに興味や関心をもつ。
(3) 季節により自然や人間の生活に変化のあることに気付く。
(4) 自然などの身近な事象に関心をもち、取り入れて遊ぶ。
(5) 身近な動植物に親しみをもって接し、生命の尊さに気付き、いたわったり、大切にしたりする。
(6) 日常生活の中で、我が国や地域社会における様々な文化や伝統に親しむ。
(7) 身近な物を大切にする。
(8) 身近な物や遊具に興味をもって関わり、自分なりに比べたり、関連付けたりしながら考えたり、試したりして工夫して遊ぶ。
(9) 日常生活の中で数量や図形などに関心をもつ。
(10) 日常生活の中で簡単な標識や文字などに関心をもつ。
(11) 生活に関係の深い情報や施設などに興味や関心をもつ。
(12) 幼稚園内外の行事において国旗に親しむ。

3 内容の取扱い
上記の取扱いに当たっては、次の事項に留意する必要がある。
(1) 幼児が、遊びの中で周囲の環境と関わり、次第に周囲の世界に好奇心を抱き、その意味や操作の仕方に関心をもち、物事の法則性に気付き、自分なりに考えることができるようになる過程を大切にすること。また、他の幼児の考えなどに触れて新しい考えを生み出す喜びや楽しさを味わい、自分の考えをよりよいものにしようとする気持ちが育つようにすること。

(2) 幼児期において自然のもつ意味は大きく、自然の大きさ、美しさ、不思議さなどに直接触れる体験を通して、幼児の心が安らぎ、豊かな感情、好奇心、思考力、表現力の基礎が培われることを踏まえ、幼児が自然との関わりを深めることができるよう工夫すること。
(3) 身近な事象や動植物に対する感動を伝え合い、共感し合うことなどを通して自分から関わろうとする意欲を育てるとともに、様々な関わり方を通してそれらに対する親しみや畏敬の念、生命を大切にする気持ち、公共心、探究心などが養われるようにすること。
(4) 文化や伝統に親しむ際には、正月や節句など我が国の伝統的な行事、国歌、唱歌、わらべうたや我が国の伝統的な遊びに親しんだり、異なる文化に触れる活動に親しんだりすることを通じて、社会とのつながりの意識や国際理解の意識の芽生えなどが養われるようにすること。
(5) 数量や文字などに関しては、日常生活の中で幼児自身の必要感に基づく体験を大切にし、数量や文字などに関する興味や関心、感覚が養われるようにすること。

言葉

〔経験したことや考えたことなどを自分なりの言葉で表現し、相手の話す言葉を聞こうとする意欲や態度を育て、言葉に対する感覚や言葉で表現する力を養う。〕

1 ねらい
(1) 自分の気持ちを言葉で表現する楽しさを味わう。
(2) 人の言葉や話などをよく聞き、自分の経験したことや考えたことを話し、伝え合う喜びを味わう。
(3) 日常生活に必要な言葉が分かるようになるとともに、絵本や物語などに親しみ、言葉に対する感覚を豊かにし、先生や友達と心を通わせる。

2 内容
(1) 先生や友達の言葉や話に興味や関心をもち、親しみをもって聞いたり、話したりする。
(2) したり、見たり、聞いたり、感じたり、考えたりなどしたことを自分なりに言葉で表現する。
(3) したいこと、してほしいことを言葉で表現したり、分からないことを尋ねたりする。
(4) 人の話を注意して聞き、相手に分かるように話す。
(5) 生活の中で必要な言葉が分かり、使う。
(6) 親しみをもって日常の挨拶をする。
(7) 生活の中で言葉の楽しさや美しさに気付く。
(8) いろいろな体験を通じてイメージや言葉を豊かにする。
(9) 絵本や物語などに親しみ、興味をもって聞き、想像をする楽しさを味わう。
(10) 日常生活の中で、文字などで伝える楽しさを味わう。

3 内容の取扱い
上記の取扱いに当たっては、次の事項に留意する必要がある。
(1) 言葉は、身近な人に親しみをもって接し、自分の感情や意志などを伝え、それに相手が応答し、その言葉を聞くことを通して次第に獲得されていくものであることを考慮して、幼児が教師や他の幼児と関わることにより心を動かされるような体験をし、言葉を交わす喜びを味わえるようにすること。
(2) 幼児が自分の思いを言葉で伝えるとともに、教師や他の幼児などの話を興味をもって注意して聞くことを通して次第に話を理解するようになっていき、言葉に

よる伝え合いができるようにすること。
(3) 絵本や物語などで、その内容と自分の経験とを結び付けたり、想像を巡らせたりするなど、楽しみを十分に味わうことによって、次第に豊かなイメージをもち、言葉に対する感覚が養われるようにすること。
(4) 幼児が生活の中で、言葉の響きやリズム、新しい言葉や表現などに触れ、これらを使う楽しさを味わえるようにすること。その際、絵本や物語に親しんだり、言葉遊びなどをしたりすることを通して、言葉が豊かになるようにすること。
(5) 幼児が日常生活の中で、文字などを使いながら思ったことや考えたことを伝える喜びや楽しさを味わい、文字に対する興味や関心をもつようにすること。

表現

〔感じたことや考えたことを自分なりに表現することを通して、豊かな感性や表現する力を養い、創造性を豊かにする。〕

1 ねらい
(1) いろいろなものの美しさなどに対する豊かな感性をもつ。
(2) 感じたことや考えたことを自分なりに表現して楽しむ。
(3) 生活の中でイメージを豊かにし、様々な表現を楽しむ。

2 内容
(1) 生活の中で様々な音、形、色、手触り、動きなどに気付いたり、感じたりするなどして楽しむ。
(2) 生活の中で美しいものや心を動かす出来事に触れ、イメージを豊かにする。
(3) 様々な出来事の中で、感動したことを伝え合う楽しさを味わう。
(4) 感じたこと、考えたことなどを音や動きなどで表現したり、自由にかいたり、つくったりなどする。
(5) いろいろな素材に親しみ、工夫して遊ぶ。
(6) 音楽に親しみ、歌を歌ったり、簡単なリズム楽器を使ったりなどする楽しさを味わう。
(7) かいたり、つくったりすることを楽しみ、遊びに使ったり、飾ったりなどする。
(8) 自分のイメージを動きや言葉などで表現したり、演じて遊んだりするなどの楽しさを味わう。

3 内容の取扱い
上記の取扱いに当たっては、次の事項に留意する必要がある。
(1) 豊かな感性は、身近な環境と十分に関わる中で美しいもの、優れたもの、心を動かす出来事などに出会い、そこから得た感動を他の幼児や教師と共有し、様々に表現することなどを通して養われるようにすること。その際、風の音や雨の音、身近にある草や花の形や色など自然の中にある音、形、色などに気付くようにすること。
(2) 幼児の自己表現は素朴な形で行われることが多いので、教師はそのような表現を受容し、幼児自身の表現しようとする意欲を受け止めて、幼児が生活の中で幼児らしい様々な表現を楽しむことができるようにすること。
(3) 生活経験や発達に応じ、自ら様々な表現を楽しみ、表現する意欲を十分に発揮させることができるように、遊具や用具などを整えたり、様々な素材や表現の仕方に親しんだり、他の幼児の表現に触れられるよう配慮したりし、表現する過程を大切にして自己表現を楽しめるように工夫すること。

◎保育所保育指針──抜粋
（平成29年　厚生労働省 告示）

第2章　ねらい及び内容

1　乳児保育に関わるねらい及び内容

(1)　基本的事項

ア　乳児期の発達については、視覚、聴覚などの感覚や、座る、はう、歩くなどの運動機能が著しく発達し、特定の大人との応答的な関わりを通じて、情緒的な絆が形成されるといった特徴がある。これらの発達の特徴を踏まえて、乳児保育は、愛情豊かに、応答的に行われることが特に必要である。

イ　本項においては、この時期の発達の特徴を踏まえ、乳児保育の「ねらい」及び「内容」については、身体的発達に関する視点「健やかに伸び伸びと育つ」、社会的発達に関する視点「身近な人と気持ちが通じ合う」及び精神発達に関する視点「身近なものと関わり感性が育つ」としてまとめ、示している。

ウ　本項の各視点において示す保育の内容は、第1章の2に示された養護における「生命の保持」及び「情緒の安定」に関わる保育の内容と、一体となって展開されるものであることに留意が必要である。

(2)　ねらい及び内容

ア　健やかに伸び伸びと育つ

　　健康な心と体を育て、自ら健康で安全な生活をつくり出す力の基盤を培う。

（ア）ねらい

① 身体感覚が育ち、快適な環境に心地よさを感じる。

② 伸び伸びと体を動かし、はう、歩くなどの運動をしようとする。

③ 食事、睡眠等の生活のリズムの感覚が芽生える。

（イ）内容

① 保育士等の愛情豊かな受容の下で、生理的・心理的欲求を満たし、心地よく生活をする。

② 一人一人の発育に応じて、はう、立つ、歩くなど、十分に体を動かす。

③ 個人差に応じて授乳を行い、離乳を進めていく中で、様々な食品に少しずつ慣れ、食べることを楽しむ。

④ 一人一人の生活のリズムに応じて、安全な環境の下で十分に午睡をする。

⑤ おむつ交換や衣服の着脱などを通じて、清潔になることの心地よさを感じる。

（ウ）内容の取扱い

　　上記の取扱いに当たっては、次の事項に留意する必要がある。

① 心と体の健康は、相互に密接な関連があるものであることを踏まえ、温かい触れ合いの中で、心と体の発達を促すこと。特に、寝返り、お座り、はいはい、つかまり立ち、伝い歩きなど、発育に応じて、遊びの中で体を動かす機会を十分に確保し、自ら体を動かそうとする意欲が育つようにすること。

② 健康な心と体を育てるためには望ましい食習慣の形成が重要であることを踏まえ、離乳食が完了期へと徐々に移行する中で、様々な食品に慣れるようにするとともに、和やかな雰囲気の中で食べる喜びや楽しさを味わい、進んで食べようとする気持ちが育つようにすること。なお、食物アレルギーのある子どもへの対応については、嘱託医等の指示や協力の下に適切に

対応すること。
イ　身近な人と気持ちが通じ合う
　受容的・応答的な関わりの下で、何かを伝えようとする意欲や身近な大人との信頼関係を育て、人と関わる力の基盤を培う。
（ア）ねらい
① 安心できる関係の下で、身近な人と共に過ごす喜びを感じる。
② 体の動きや表情、発声等により、保育士等と気持ちを通わせようとする。
③ 身近な人と親しみ、関わりを深め、愛情や信頼感が芽生える。
（イ）内容
① 子どもからの働きかけを踏まえた、応答的な触れ合いや言葉がけによって、欲求が満たされ、安定感をもって過ごす。
② 体の動きや表情、発声、喃語等を優しく受け止めてもらい、保育士等とのやり取りを楽しむ。
③ 生活や遊びの中で、自分の身近な人の存在に気付き、親しみの気持ちを表す。
④ 保育士等による語りかけや歌いかけ、発声や喃語等への応答を通じて、言葉の理解や発語の意欲が育つ。
⑤ 温かく、受容的な関わりを通じて、自分を肯定する気持ちが芽生える。
（ウ）内容の取扱い
　上記の取扱いに当たっては、次の事項に留意する必要がある。
① 保育士等との信頼関係に支えられて生活を確立していくことが人と関わる基盤となることを考慮して、子どもの多様な感情を受け止め、温かく受容的・応答的に関わり、一人一人に応じた適切な援助を行うようにすること。
② 身近な人に親しみをもって接し、自分の感情などを表し、それに相手が応答する

言葉を聞くことを通して、次第に言葉が獲得されていくことを考慮して、楽しい雰囲気の中での保育士等との関わり合いを大切にし、ゆっくりと優しく話しかけるなど、積極的に言葉のやり取りを楽しむことができるようにすること。
ウ　身近なものと関わり感性が育つ
　身近な環境に興味や好奇心をもって関わり、感じたことや考えたことを表現する力の基盤を培う。
（ア）ねらい
① 身の回りのものに親しみ、様々なものに興味や関心をもつ。
② 見る、触れる、探索するなど、身近な環境に自分から関わろうとする。
③ 身体の諸感覚による認識が豊かになり、表情や手足、体の動き等で表現する。
（イ）内容
① 身近な生活用具、玩具や絵本などが用意された中で、身の回りのものに対する興味や好奇心をもつ。
② 生活や遊びの中で様々なものに触れ、音、形、色、手触りなどに気付き、感覚の働きを豊かにする。
③ 保育士等と一緒に様々な色彩や形のものや絵本などを見る。
④ 玩具や身の回りのものを、つまむ、つかむ、たたく、引っ張るなど、手や指を使って遊ぶ。
⑤ 保育士等のあやし遊びに機嫌よく応じたり、歌やリズムに合わせて手足や体を動かして楽しんだりする。
（ウ）内容の取扱い
　上記の取扱いに当たっては、次の事項に留意する必要がある。
① 玩具などは、音質、形、色、大きさなど子どもの発達状態に応じて適切なもの

を選び、その時々の子どもの興味や関心を踏まえるなど、遊びを通して感覚の発達が促されるものとなるように工夫すること。なお、安全な環境の下で、子どもが探索意欲を満たして自由に遊べるよう、身の回りのものについては、常に十分な点検を行うこと。
② 乳児期においては、表情、発声、体の動きなどで、感情を表現することが多いことから、これらの表現しようとする意欲を積極的に受け止めて、子どもが様々な活動を楽しむことを通して表現が豊かになるようにすること。

(3) 保育の実施に関わる配慮事項
ア 乳児は疾病への抵抗力が弱く、心身の機能の未熟さに伴う疾病の発生が多いことから、一人一人の発育及び発達状態や健康状態についての適切な判断に基づく保健的な対応を行うこと。
イ 一人一人の子どもの生育歴の違いに留意しつつ、欲求を適切に満たし、特定の保育士が応答的に関わるように努めること。
ウ 乳児保育に関わる職員間の連携や嘱託医との連携を図り、第3章に示す事項を踏まえ、適切に対応すること。栄養士及び看護師等が配置されている場合は、その専門性を生かした対応を図ること。
エ 保護者との信頼関係を築きながら保育を進めるとともに、保護者からの相談に応じ、保護者への支援に努めていくこと。
オ 担当の保育士が替わる場合には、子どものそれまでの生育歴や発達過程に留意し、職員間で協力して対応すること。

2 1歳以上3歳未満児の保育に関わるねらい及び内容

(1) 基本的事項
ア この時期においては、歩き始めから、歩く、走る、跳ぶなどへと、基本的な運動機能が次第に発達し、排泄の自立のための身体的機能も整うようになる。つまむ、めくるなどの指先の機能も発達し、食事、衣類の着脱なども、保育士等の援助の下で自分で行うようになる。発声も明瞭になり、語彙も増加し、自分の意思や欲求を言葉で表出できるようになる。このように自分でできることが増えてくる時期であることから、保育士等は、子どもの生活の安定を図りながら、自分でしようとする気持ちを尊重し、温かく見守るとともに、愛情豊かに、応答的に関わることが必要である。
イ 本項においては、この時期の発達の特徴を踏まえ、保育の「ねらい」及び「内容」について、心身の健康に関する領域「健康」、人との関わりに関する領域「人間関係」、身近な環境との関わりに関する領域「環境」、言葉の獲得に関する領域「言葉」及び感性と表現に関する領域「表現」としてまとめ、示している。
ウ 本項の各領域において示す保育の内容は、第1章の2に示された養護における「生命の保持」及び「情緒の安定」に関わる保育の内容と、一体となって展開されるものであることに留意が必要である。

(2) ねらい及び内容
ア 健康
　健康な心と体を育て、自ら健康で安全な生活をつくり出す力を養う。

（ア）ねらい
① 明るく伸び伸びと生活し、自分から体を動かすことを楽しむ。
② 自分の体を十分に動かし、様々な動きをしようとする。
③ 健康、安全な生活に必要な習慣に気付き、自分でしてみようとする気持ちが育つ。

（イ）内容
① 保育士等の愛情豊かな受容の下で、安定感をもって生活をする。
② 食事や午睡、遊びと休息など、保育所における生活のリズムが形成される。
③ 走る、跳ぶ、登る、押す、引っ張るなど全身を使う遊びを楽しむ。
④ 様々な食品や調理形態に慣れ、ゆったりとした雰囲気の中で食事や間食を楽しむ。
⑤ 身の回りを清潔に保つ心地よさを感じ、その習慣が少しずつ身に付く。
⑥ 保育士等の助けを借りながら、衣類の着脱を自分でしようとする。
⑦ 便器での排泄に慣れ、自分で排泄ができるようになる。

（ウ）内容の取扱い
上記の取扱いに当たっては、次の事項に留意する必要がある。
① 心と体の健康は、相互に密接な関連があるものであることを踏まえ、子どもの気持ちに配慮した温かい触れ合いの中で、心と体の発達を促すこと。特に、一人一人の発育に応じて、体を動かす機会を十分に確保し、自ら体を動かそうとする意欲が育つようにすること。
② 健康な心と体を育てるためには望ましい食習慣の形成が重要であることを踏まえ、ゆったりとした雰囲気の中で食べる喜びや楽しさを味わい、進んで食べようとする気持ちが育つようにすること。な

お、食物アレルギーのある子どもへの対応については、嘱託医等の指示や協力の下に適切に対応すること。
③ 排泄の習慣については、一人一人の排尿間隔等を踏まえ、おむつが汚れていないときに便器に座らせるなどにより、少しずつ慣れさせるようにすること。
④ 食事、排泄、睡眠、衣類の着脱、身の回りを清潔にすることなど、生活に必要な基本的な習慣については、一人一人の状態に応じ、落ち着いた雰囲気の中で行うようにし、子どもが自分でしようとする気持ちを尊重すること。また、基本的な生活習慣の形成に当たっては、家庭での生活経験に配慮し、家庭との適切な連携の下で行うようにすること。

イ　人間関係
他の人々と親しみ、支え合って生活するために、自立心を育て、人と関わる力を養う。

（ア）ねらい
① 保育所での生活を楽しみ、身近な人と関わる心地よさを感じる。
② 周囲の子ども等への興味や関心が高まり、関わりをもとうとする。
③ 保育所の生活の仕方に慣れ、きまりの大切さに気付く。

（イ）内容
① 保育士等や周囲の子ども等との安定した関係の中で、共に過ごす心地よさを感じる。
② 保育士等の受容的・応答的な関わりの中で、欲求を適切に満たし、安定感をもって過ごす。
③ 身の回りに様々な人がいることに気付き、徐々に他の子どもと関わりをもって遊ぶ。
④ 保育士等の仲立ちにより、他の子どもとの関わり方を少しずつ身につける。

⑤ 保育所の生活の仕方に慣れ、きまりがあることや、その大切さに気付く。
⑥ 生活や遊びの中で、年長児や保育士等の真似をしたり、ごっこ遊びを楽しんだりする。
(ウ) 内容の取扱い
　上記の取扱いに当たっては、次の事項に留意する必要がある。
① 保育士等との信頼関係に支えられて生活を確立するとともに、自分で何かをしようとする気持ちが旺盛になる時期であることに鑑み、そのような子どもの気持ちを尊重し、温かく見守るとともに、愛情豊かに、応答的に関わり、適切な援助を行うようにすること。
② 思い通りにいかない場合等の子どもの不安定な感情の表出については、保育士等が受容的に受け止めるとともに、そうした気持ちから立ち直る経験や感情をコントロールすることへの気付き等につなげていけるように援助すること。
③ この時期は自己と他者との違いの認識がまだ十分ではないことから、子どもの自我の育ちを見守るとともに、保育士等が仲立ちとなって、自分の気持ちを相手に伝えることや相手の気持ちに気付くことの大切さなど、友達の気持ちや友達との関わり方を丁寧に伝えていくこと。

ウ　環境
　周囲の様々な環境に好奇心や探究心をもって関わり、それらを生活に取り入れていこうとする力を養う。
(ア) ねらい
① 身近な環境に親しみ、触れ合う中で、様々なものに興味や関心をもつ。
② 様々なものに関わる中で、発見を楽しんだり、考えたりしようとする。
③ 見る、聞く、触るなどの経験を通して、感覚の働きを豊かにする。
(イ) 内容
① 安全で活動しやすい環境での探索活動等を通して、見る、聞く、触れる、嗅ぐ、味わうなどの感覚の働きを豊かにする。
② 玩具、絵本、遊具などに興味をもち、それらを使った遊びを楽しむ。
③ 身の回りの物に触れる中で、形、色、大きさ、量などの物の性質や仕組みに気付く。
④ 自分の物と人の物の区別や、場所的感覚など、環境を捉える感覚が育つ。
⑤ 身近な生き物に気付き、親しみをもつ。
⑥ 近隣の生活や季節の行事などに興味や関心をもつ。
(ウ) 内容の取扱い
　上記の取扱いに当たっては、次の事項に留意する必要がある。
① 玩具などは、音質、形、色、大きさなど子どもの発達状態に応じて適切なものを選び、遊びを通して感覚の発達が促されるように工夫すること。
② 身近な生き物との関わりについては、子どもが命を感じ、生命の尊さに気付く経験へとつながるものであることから、そうした気付きを促すような関わりとなるようにすること。
③ 地域の生活や季節の行事などに触れる際には、社会とのつながりや地域社会の文化への気付きにつながるものとなることが望ましいこと。その際、保育所内外の行事や地域の人々との触れ合いなどを通して行うこと等も考慮すること。

エ　言葉
　経験したことや考えたことなどを自分なりの言葉で表現し、相手の話す言葉を聞

こうとする意欲や態度を育て、言葉に対する感覚や言葉で表現する力を養う。

(ア) ねらい
① 言葉遊びや言葉で表現する楽しさを感じる。
② 人の言葉や話などを聞き、自分でも思ったことを伝えようとする。
③ 絵本や物語等に親しむとともに、言葉のやり取りを通じて身近な人と気持ちを通わせる。

(イ) 内容
① 保育士等の応答的な関わりや話しかけにより、自ら言葉を使おうとする。
② 生活に必要な簡単な言葉に気付き、聞き分ける。
③ 親しみをもって日常の挨拶に応じる。
④ 絵本や紙芝居を楽しみ、簡単な言葉を繰り返したり、模倣をしたりして遊ぶ。
⑤ 保育士等とごっこ遊びをする中で、言葉のやり取りを楽しむ。
⑥ 保育士等を仲立ちとして、生活や遊びの中で友達との言葉のやり取りを楽しむ。
⑦ 保育士等や友達の言葉や話に興味や関心をもって、聞いたり、話したりする。

(ウ) 内容の取扱い
上記の取扱いに当たっては、次の事項に留意する必要がある。
① 身近な人に親しみをもって接し、自分の感情などを伝え、それに相手が応答し、その言葉を聞くことを通して、次第に言葉が獲得されていくものであることを考慮して、楽しい雰囲気の中で保育士等との言葉のやり取りができるようにすること。
② 子どもが自分の思いを言葉で伝えるとともに、他の子どもの話などを聞くことを通して、次第に話を理解し、言葉による伝え合いができるようになるよう、気持ちや経験等の言語化を行うことを援助す

るなど、子ども同士の関わりの仲立ちを行うようにすること。
③ この時期は、片言から、二語文、ごっこ遊びでのやり取りができる程度へと、大きく言葉の習得が進む時期であることから、それぞれの子どもの発達の状況に応じて、遊びや関わりの工夫など、保育の内容を適切に展開することが必要であること。

オ 表現
感じたことや考えたことを自分なりに表現することを通して、豊かな感性や表現する力を養い、創造性を豊かにする。

(ア) ねらい
① 身体の諸感覚の経験を豊かにし、様々な感覚を味わう。
② 感じたことや考えたことなどを自分なりに表現しようとする。
③ 生活や遊びの様々な体験を通して、イメージや感性が豊かになる。

(イ) 内容
① 水、砂、土、紙、粘土など様々な素材に触れて楽しむ。
② 音楽、リズムやそれに合わせた体の動きを楽しむ。
③ 生活の中で様々な音、形、色、手触り、動き、味、香りなどに気付いたり、感じたりして楽しむ。
④ 歌を歌ったり、簡単な手遊びや全身を使う遊びを楽しんだりする。
⑤ 保育士等からの話や、生活や遊びの中での出来事を通して、イメージを豊かにする。
⑥ 生活や遊びの中で、興味のあることや経験したことなどを自分なりに表現する。

(ウ) 内容の取扱い
上記の取扱いに当たっては、次の事項に留意する必要がある。

① 子どもの表現は、遊びや生活の様々な場面で表出されているものであることから、それらを積極的に受け止め、様々な表現の仕方や感性を豊かにする経験となるようにすること。
② 子どもが試行錯誤しながら様々な表現を楽しむことや、自分の力でやり遂げる充実感などに気付くよう、温かく見守るとともに、適切な援助を行うようにすること。
③ 様々な感情の表現等を通じて、子どもが自分の感情や気持ちに気付くようになる時期であることに鑑み、受容的な関わりの中で自信をもって表現をすることや、諦めずに続けた後の達成感等を感じられるような経験が蓄積されるようにすること。
④ 身近な自然や身の回りの事物に関わる中で、発見や心が動く経験が得られるよう、諸感覚を働かせることを楽しむ遊びや素材を用意するなど保育の環境を整えること。

(3) 保育の実施に関わる配慮事項

ア 特に感染症にかかりやすい時期であるので、体の状態、機嫌、食欲などの日常の状態の観察を十分に行うとともに、適切な判断に基づく保健的な対応を心がけること。

イ 探索活動が十分できるように、事故防止に努めながら活動しやすい環境を整え、全身を使う遊びなど様々な遊びを取り入れること。

ウ 自我が形成され、子どもが自分の感情や気持ちに気付くようになる重要な時期であることに鑑み、情緒の安定を図りながら、子どもの自発的な活動を尊重するとともに促していくこと。

エ 担当の保育士が替わる場合には、子どものそれまでの経験や発達過程に留意し、職員間で協力して対応すること。

【監修者紹介】

谷田貝公昭（やたがい・まさあき）
　目白大学名誉教授
［主な著書］『しつけ事典』（監修、一藝社、2013年）、『新版・保育用語辞典』（編集代表、一藝社、2016年）、『実践・保育内容シリーズ［全6巻］』（監修、一藝社、2014〜2015年）、『絵でわかるこどものせいかつずかん［全4巻］』（監修、合同出版、2012年）ほか多数

石橋哲成（いしばし・てつなり）
　玉川大学名誉教授、田園調布学園大学大学院教授
［主な著書］『ペスタロッチー・フレーベル事典』（共編著、玉川大学出版部、2006年）、『ペスタロッチー・フレーベルと日本の近代教育』（共著、玉川大学出版部、2009年）、『新版・保育用語辞典』（共編著、一藝社、2016年)6ほか多数

【編著者紹介】

水上由紀（みずかみ・ゆき）
　相模女子大学栄養科学部健康栄養学科准教授
［主な著書］『臨床栄養学』（共著、東京化学同人、2017年）『メタボ＆ロコモ予防講座－メタボとロコモの意外な関係－』（共著、大学教育出版、2016年）『実践　臨床栄養学実習－栄養食事療法と献立の展開－』（共著、第一出版、2016年）ほか多数

細川裕子（ほそかわ・ゆうこ）
　目白大学短期大学部生活科学科教授
［著書］『子どもの食と栄養』（保育者養成シリーズ）（共著、一藝社、2013年）

【執筆者紹介】(五十音順)

亥子紗世（いのこ・さよ）　　　　　　　［第3・4章］
　　金城学院大学非常勤講師

井部奈生子（いべ・なおこ）　　　　　　［第5章］
　　戸板女子短期大学准教授

喜多野宣子（きたの・のぶこ）　　　　　［第6・15章］
　　大阪国際大学人間科学部准教授

小澤祐加（こざわ・ゆか）　　　　　　　［第8・10章］
　　名古屋大学大学院

佐藤純子（さとう・じゅんこ）　　　　　［第7・12章］
　　大谷大学教育学部非常勤講師

宅間真佐代（たくま・まさよ）　　　　　［第9章］
　　純真短期大学教授

田中広美（たなか・ひろみ）　　　　　　［第11章］
　　東京聖栄大学健康栄養学部管理栄養学科専任講師

田村佳奈美（たむら・かなみ）　　　　　［第2章］
　　福島学院大学短期大学部食物栄養学科講師

細川裕子（ほそかわ・ゆうこ）　　　　　［第13章］
　　〈編著者紹介参照〉

増田啓子（ますだ・けいこ）　　　　　　［第14章］
　　常葉大学保育学部教授

水上由紀（みずかみ・ゆき）　　　　　　［第1章］
　　〈編著者紹介参照〉

装丁　（デザイン）齋藤視倭子
　　　（イラスト）宮林道男

図表作成　望月まゆみ（ルナピデザイン）

コンパクト版 保育者養成シリーズ
新版 子どもの食と栄養

2018年3月30日　初版第1刷発行

監修者　谷田貝 公昭・石橋 哲成
編著者　水上 由紀・細川 裕子
発行者　菊池 公男

発行所　株式会社 一藝社
〒160-0014 東京都新宿区内藤町1-6
Tel. 03-5312-8890　Fax. 03-5312-8895
E-mail : info@ichigeisha.co.jp
HP : http://www.ichigeisha.co.jp
振替　東京 00180-5-350802
印刷・製本　シナノ書籍印刷株式会社

©Masaaki Yatagai, Tetsunari Ishibashi
2018 Printed in Japan
ISBN 978-4-86359-135-6 C3037
乱丁・落丁本はお取り替えいたします